神メンタル

「心が強い人」の人生は思い通り

GOD MENTAL

LIFE OF "A PERSON WITH
A STRONG HEART" IS AS DESIRED

星渉
WATARU HOSHI

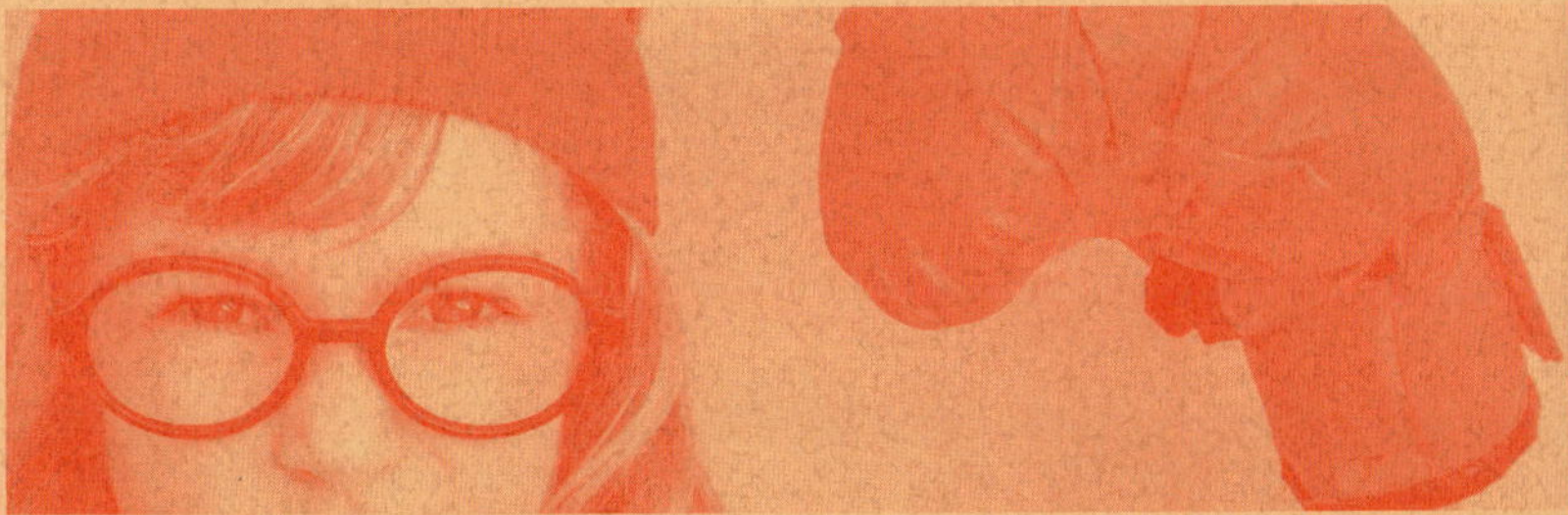

KADOKAWA

はじめに

9割の人は「誰かの」人生を生きている

あなたにお会いするのをずっと待っていました。
数多くある書籍の中で、本書を手に取っていただきありがとうございます。
この本を手に取っていただいたあなたは、

「いつも悩みがモヤモヤして不安でつらい……」
「誰かの目が気になり本来の自分を出せず、他人に振り回されている気がする……」
「人間関係で凹むことが多く、その気持ちを引きずってしまいグルグルする……」
「このままの人生で本当にいいのかと、いつも自問自答している……」
「好きな時に、好きな場所で、好きな仕事ができる楽しい人生を送りたい……」

こんなことを感じて、日々悩んでいらっしゃるかもしれません。
そうであれば、間違いなく本書があなたのお役に立てると思いますので、このまま読み進めてみてください。

世の中には、「頑張っても結果が出ない人」「努力してもなかなか報われない人」がいる一方で、「何をやっても上手くいく人」「いとも簡単に目標達成していく人」がいます。しかも、前者は日々の仕事や生活に追われて自分が本当にやりたいことに手をつけることもできない状態が続くのに、後者は毎日楽しそうに生き生きと過ごし、悩まず落ち込まず、やりたいことを実現させながら収入を伸ばしていく。

いったい、この両者の「差」は何なのでしょうか？

生まれながらにして、埋めることのできない圧倒的な差があるのでしょうか？

いいえ、まったくそんなことはありません。

この両者の「差」は能力の差ではなく、ほんのちょっとしたところにあるのです。

何をやっても上手くいく人が必ず持っているものとは？

私は「好きな時に、好きな場所で、好きなシゴトをする個人を創る」をコンセプトに、独立・起業したい人はもちろん、経営者、弁護士、税理士、アナウンサー、モデル、舞台女優、スポーツ選手、デザイナーなど、あらゆる方々の夢実現や目標達成のガイド役として、7200人以上にアドバイスを行い、それとは別に700人ほどをプロデュースしてきました。

延べ8000人以上の方々を注意深く観察した結果、何事も上手くいく人にはある共通点があることを見つけたのです。それが、本書のタイトルにある**『心が強い人』の人生は思い通り」**につながっています。

「そんな精神論的なことをいわれては、身もふたもない」
「〝心が強い〟なんて、抽象的すぎる」

あなたはそう感じたかもしれません。

実際、数多くある自己啓発系の書籍の中には、「ポジティブになろう」とか「こうやって成功したから、あなたもやってみよう」と呼びかけるだけで、読者が「具体的に何をしたらいいのか」が書かれていないものも少なくありません。

もちろん私は、本書で精神論や抽象的な〝心構え〟みたいなことをウダウダと語るつもりはまったくありません。

なぜなら、**「強い心」は、科学的に「作り出す」ことができる**からです。

なぜ「心が強い人」の人生は「思い通り」なのか？

それは、心が強い人は「今の自己評価」ではなく、目標達成した「未来の自己評価」で生きているからです。つまり、**何でも上手くいく人は、未来の自分で今を生きている**ということになります。

詳しくは本書で解説していきますが、日々の選択と行動が今の現状を作り出しているという絶対的な真理において、心が弱い＝自己評価が低い状態で物事に取り組む場合、無意識的に「自分にはできるわけがない」「失敗したらどうしよう」となり、選択と行動が明確な目標からずれたものになっていきます。そうして最終的には**「やらなくてもいい理由」**を探し始めます。

反対に、「未来の自分で生きる」と決めた心の強い人は、すでに目標達成した自分なら、どのように考えて行動するかという基準で物事を判断しているため、**「現実が未来の自己評価に追いついてくる」**感覚であらゆることを実現していきます。

本書では、科学的に、自然と心を強くするための方法を誰もが実践できるように順を追ってお伝えしていきます。

序章では、**人生の9割はメンタルで決まる**、その理由を解説します。

第1章では、私がこれまで教えてきた再現性のある**「思い通りに生きる公式」**について説明していきます。実は、台形の面積を求める公式があるように、思い通りに目標達成する公式が存在するのです。

第2章では、**「変化を嫌がる人間の機能を科学的に攻略する」**をテーマに、科学的に「頑張っても報われないと感じるのはなぜか」や「変化を楽しめる」ように感じる方法などを紹介します。

第3章では、**最強の行動力**を手に入れて心を強くする手順を解説していきます。あるシートを作っていただくだけで、あなたの行動力に劇的な変化が訪れるでしょう。

第4章では、自信のメカニズムを解説していくとともに、先述した**「未来の自分を生きると現実が追いついてくる」**やり方を具体的に紹介します。

第5章では、「正しく心を鍛える」をテーマに、**言葉の力によって現実が変わる科学的な理由**を解説するとともに、理想的な**アファメーション**の方法などをお伝えしていきます。

第6章では、「悩みの種」となる負の感情を取り除く**エモーション・コントロールの極意**や、今話題の**「メタ認知力」を鍛えるトレーニング法**を解説します。

あなたも簡単に「神メンタル」を手に入れることができる

ただ、もしかしたら「小さい頃から気弱な性格で、プレッシャーにも弱く、人見知りな自分にはそんなことはできない」とあなたは思っているかもしれません。

でも、大丈夫です。

どんなに自分に自信が持てないという人でも、確実に、そして劇的に「心が強くなる」のが本書の**「神メンタル」**です。順を追ってステップ・バイ・ステップで進んでいくうちに、あらゆる目標達成が可能となり、その結果、**人生はあなたの思い通り**になります。実際に私が本書にある方法を教えて、成果を出した方々が続出していますので、その一部をご紹介します。

「21歳からずっと会社員生活を送ってきた私は、31歳の時にクライアントゼロからコーチングで起業。安定した上場企業を退職し、**初めての〝起業の道〟**を、無謀にも自力で進もうとしていた私の稼ぎは会社員時代の半分でした。そんな時、星さんにアドバイスをいただけるきっかけを得て、**3カ月後に私は月商7桁を達成し、**みるみるうちに〝人気コーチ〟と呼ばれるようになりました。新しい生き方を選ぶ時、『この道がどこに続くのだろうか……』と不安でいっぱいになると思います。でもそこで、星さんが**『あなたならできる』**と信じ続けてくれて、自然と心を強くするあらゆる方法で支えたくれたおかげだと思っています」

（30代　起業家）

「もともとは趣味で始めた洋服作り。いつかは自分のブランドを作れたら……なんてぼんやり思っていました。でも、星さんと出会い、**『未来の自分を生きる』**と決め、教えを忠実に守り行動に移した結果、なんと**私の洋服たちが大手百貨店で取り扱ってもらえるようになった**のです。その教えの数々は、仕事への情熱をつくる一番大切なベースとなっています。強い心を手に入れることができたおかげで、誰かにやらされるような仕事ではなく、**自分がやりたいことだけを選択することが可能**となり、毎日充実感と達成感でいっぱいです。また、デザインブックの出版も決まり、これからは全国展開をしていく予定です。私の人生にとっての揺るがない軸ができました」

（30代　ブランドオーナー）

「海外留学を経て、誰もが知る上場企業に就職をしたものの、本当にこのままでいいのかと悩んでいました。**『心の底から楽しいと思える仕事をしたいけど、今の安定している状態を手放すのは怖い』『一歩踏み出したい。でも踏み出せない。それに現実を変えるために何をすればいいかわからない』**など葛藤の日々。そんな時に、星さんの存在を知り、すぐに連絡をとることに。この本にある「未来体験シート」などを実践し、行動力を高め、心を鍛えることで、私は上場企業を退職し、幼少期から大好きだったオペラにかかわる仕事に就くことができました。同じ会社員でも好きな仕事だとこうも違うのかと驚きながらも、幸せな日々を実感しています」

（30代　男性　会社員）

これは、ほんの一部です。これであなたも、心を強くして人生を思い通りにするということがイメージできてきたのではないでしょうか。

あなたが行うのは、本書に書いてあることをそのまま実践するだけです。
もしかしたら簡単すぎて拍子抜けするかもしれません。
たったこの本1冊で、**今の悩みがすべて解決される**としたら、これほど素敵なことはないでしょう。あなたの人生を大きく変える「神メンタル」メソッド、ぜひ今日から取り組み始めてください。

神メンタル「心が強い人」の人生は思い通り　目次

第2章 変化を嫌がる人間の機能を科学的に攻略する

第3章 最強の行動力を手に入れて心を強くする

第4章 未来の自分を生きると現実が追いついてくる

第5章

アファメーションで正しく心を鍛える

第6章 「神メンタル」で感情をコントロールする　195

終章 幸せになる権利は誰にも奪えない 233

編集協力 中西 謡
装 丁 菊池 祐
本文デザイン 荒木香樹
章扉写真 Sunny studio/Shutterstock.com

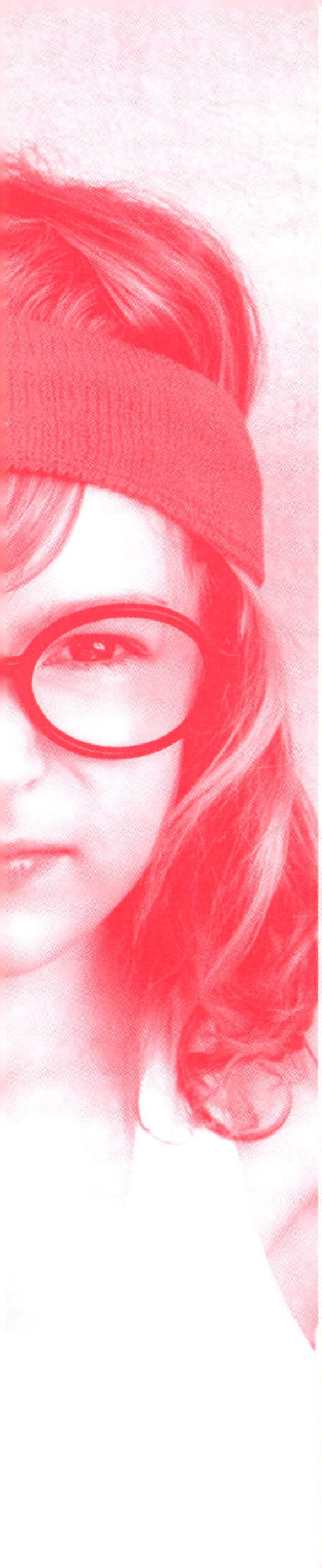

序章 ▼ 人生の9割はメンタルで決まる

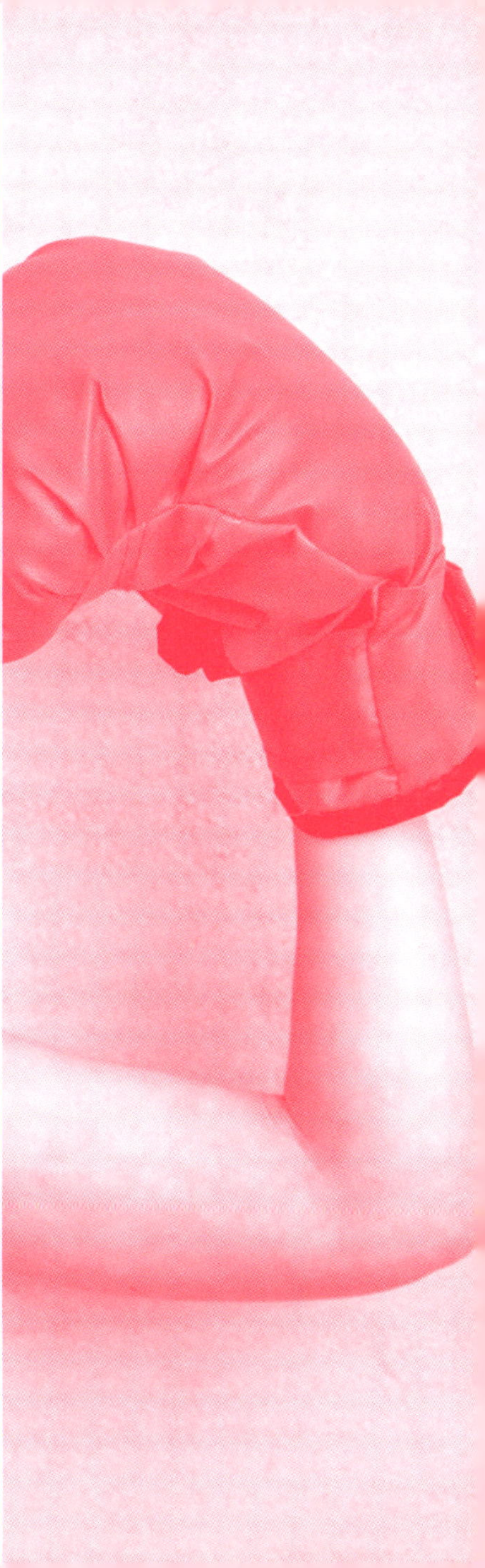

「心」は私たちが考えている以上に複雑だ

突然ですが、ここであなたに質問です。

今から私が100円玉をコイントスします。

①表が出たら1万円払わなければならない

②裏が出たら1万円もらえる

さあ、あなたはこのゲームに参加しますか？

裏が出れば無条件で1万円もらえます。しかし、表が出たら1万円払わないといけません。

多くの人が、参加するかどうかを一瞬躊躇《ちゅうちょ》してしまうでしょう。

では、裏が出た時にもらえる金額がいくらだったら、躊躇することなく参加できるでしょうか？

2万円ですか？

5万円ですか？

それとも10万円ですか？


裏が出れば無条件で利益を得ることができるのに、なぜ躊躇してしまうのか？

それは、心理学でいう**「損失回避の法則」**と**「保有効果」**という心理が働いているからなのです。

「損失回避の法則」とは、「〝損した時の痛み〟は〝利益〟（よい出来事が起きた時の喜び）の2倍強く感じてしまう」というもの。だから、得られる利益が2倍以上ないと、行動に移せないわけです。

そして「保有効果」とは、「自分が持っているもの（この場合は1万円）を実際の価値よりも高く見積もってしまう」という心理現象です。

大抵の場合、**私たちはすでに手にしているものを実際よりも約2倍は高い価値で見積もるといわれています。**つまり、自分が持っている1万円は2万円と同じくらいの価値があると感じる、ということ。リターンが2万円以上でないと、自分の「1万円を失うリスク」のほうを強く感じてしまうというわけです。

「変わらない日常」を科学的に分析する

私たちが毎日行っているさまざまな〝選択〟や〝行動〟も、こうした心理現象によって、知らず知らずのうちにコントロールされています。しかも、そのコントロールされている心理現象は、先ほどの保有効果のように「現状を維持しようとすること」、つまり**「今のままでいようとすること」がほとんど**なのです。

「損失回避の法則」や「保有効果」が働き、「今の状況でも別にそこまで悪くないのに、わざわざ変える必要があるのか？」といった具合に、無意識のうちに行動するのが面倒に感じてしまう。

これが、毎日の選択や行動を変えられない最大の理由です。

それだけではありません。

「損失回避の法則」「保有効果」が発動すると、次に待っているのは**「サンクコスト」**といわれる心理現象です。

「せっかくここまで◯◯したのに、もったいない！」と、過去にかけた時間、労力、お金にとらわれてベストな判断ができなくなる状態で、要するに〝合理的な判断ができない〟ようになってしまう。これがサンクコストです。

さらにその次はどうなるか？

過去にとらわれ、合理的な判断ができなくなると、最終的には「今の（変わらないままの）自分が正しいのだ！」ということを裏付ける情報を集め始めます。

これは**「確証バイアス（偏見）」**といい、「今のままの自分が正解」という確証＝確かな証拠を集めてそう思い込むのです。

「損失回避の法則」「保有効果」「サンクコスト」「確証バイアス」。これらの力によって、「今のままでもいいか……」と、結局は自分を何も変えようとはしない。

だから、いつまでたっても今のままの自分、今のままの生活。

いろんな本を読んだり、セミナー、勉強会などのいろんな学びの場に出かけても、同じことの繰り返しをするだけです。

心を鍛えて「選択と行動」を変えるだけ

しかし、逆に考えれば……。

自分を変えられない理由が「今の自分を捨てられないから」ということであれば、「今の自分を捨てれば」、つまり**「これまでの毎日と違う選択と行動をすれば」**、**あなたの人生は確実に大きく変わる**ということです。

そして、自分が変わろうとした時に、心理的に、あなたが変わろうとするのを妨げるためにどんなことが起きるのかを事前に知っていれば、〝予想通りのことが起こるだけ〟です。あとは冷静に、準備していた対処をすればいい。そうなれば今までと違う選択、行動も容易にとることができ、その結果、行き着く先も変わります。

別に「今の自分を否定しなさい」ということではありません。

当たり前のことですが、**「今のあなたの状況」（収入、仕事、地位など）は、これま**

であなたがしてきた選択と行動の「結果」です。

これからあなたが「今とは違う新しい自分」になろうというならば、選択と行動を変えて、新しい結果を手に入れればよいのです。

さあ、あなたはどうしますか？

人生の9割はメンタルで決まります。心が強い人、不安に強い人は大抵、何をやってもうまくいく。

「満月の夜に月に向かって引き寄せを祈りましょう」

そんな非科学的なものではなく、本書では、脳科学や心理学、私自身や私の周りにいる多くの「自分を変えた人々」の実例に基づいて、「今の自分」から脱却する方法をわかりやすく科学的に紹介していきます。

あなたのメンタルプログラムを変更した時に、すべては思い通りになります。

その仕組みとやり方を、これからじっくりお話ししていきます。

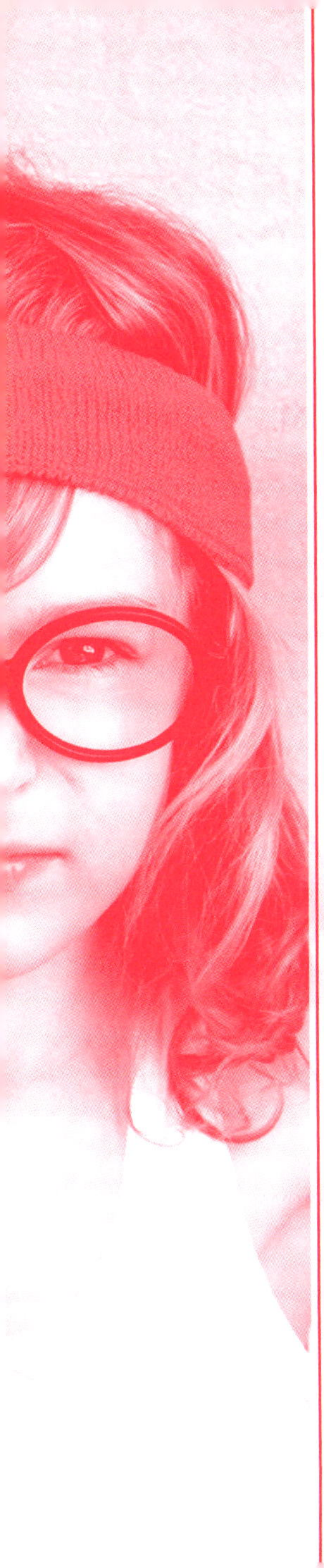

第1章▼「思い通りに生きる公式」の存在

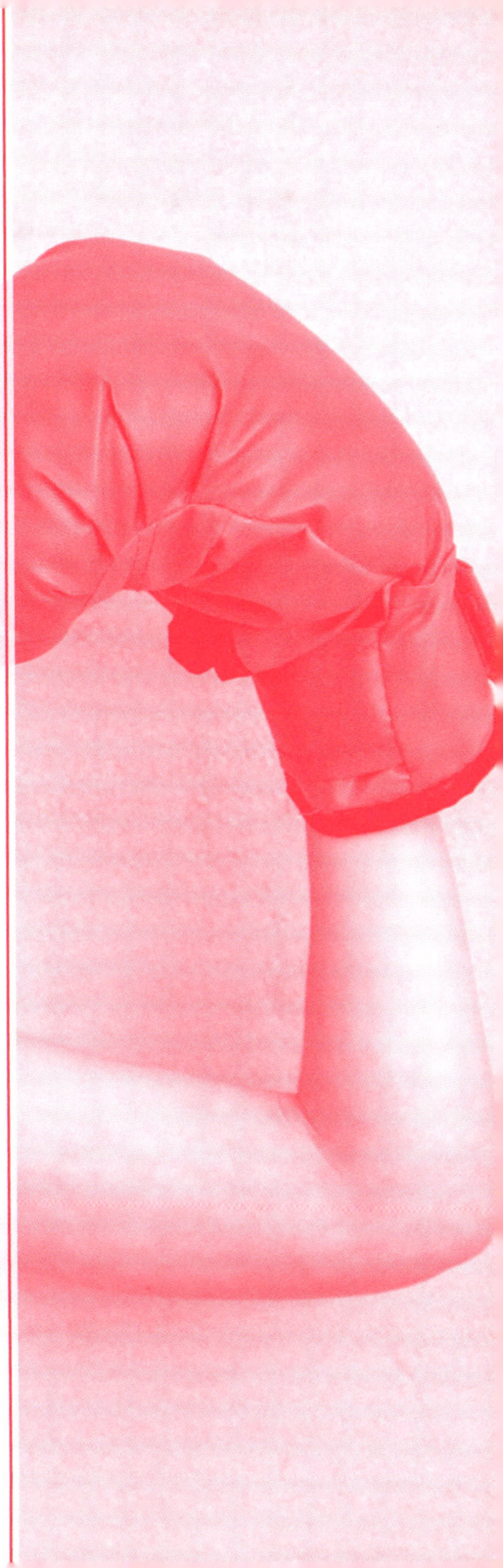

自分だけの生き方を見つける時代

「毎日をただこれまでと同じように過ごす」という「現実」。

でも、その「現実」は、必ず変えることができます。

これから、その「現実を変える」ということのメカニズムについてお話ししましょう。


あなたが、今の自分の現実を変えたいと思っているのなら……。

どのように変わったらいいなと思っていますか？

叶えたい夢は何でしょうか？

手に入れたいことには、どんなことがありますか？

「もっと自信に満ちて、人と堂々とコミュニケーションがとれる自分になりたい」

「もっとモテたい」

「仕事で出世をしたい」

「収入を増やしたい」
「毎月海外旅行に行きたい」
「素敵な人と出逢いたい」
まずここであなたにお伝えしたいのは、次の真理です。

「どんな願望であっても、実現するために必要なことは、もう決まっている」

これは、私自身が7200人を超える経営者、起業家をはじめ、弁護士、税理士、スポーツ選手、舞台女優、モデル、アナウンサー、歯科医師、学習塾経営者、サロン経営者などの多くの方々にビジネスや、人生を変える相談、アドバイスをさせていただいた中で、すでに実証済みの事実です。

【思い通りに生きる公式】

現実（未来）＝①目的地×②手段×③メンタル

今、あなたがいる現状および現実、そしてこれからあなたが手にする未来は、すべてこの公式で説明することができるのです。

多くの人が目標設定を間違えている

「あなたの目標は何ですか？」
「あなたが実現したいことは何ですか？」
「あなたは1年後の今日、どうなっていたいですか？」

あなたはこれらの質問に〝即答〟することができますか？

私はこれまで7200人を超える経営者、起業家をはじめとするさまざまな職種の方々の相談に乗ってきました。

その際にも、これらの質問に〝即答〟できた人はほとんどいませんでした。

「……うーん、そうですねえ……」

ほとんどの人が、即答ではなく、「聞かれたから、その場で考えて答える」というものでした。


「あなたの目標は何ですか？」

「あなたが実現したいことは何ですか？」

「あなたは1年後の今日、どうなっていたいですか？」


これらの問いに〝即答できない〟ということは、何を意味しているのか？

それは、あなたが**「自分でどこに向かっているのかをわかっていない」**ということです。


あなたの人生を、離陸して飛行している飛行機にたとえるとわかりやすいでしょう。

飛行機はもう空港から離陸している。飛行が始まっている。

それなのにその飛行機は「目的地がわかっていない」……大変なことですよね。

〝行き先が決まっていない飛行機〟をどう思いますか？

機長が「今どこに向かっている」と答えられない飛行機に、安心して乗っていられるでしょうか？

「いやいや、わざわざそんな飛行機に乗るはずがないでしょ」

そんな声が聞こえてきそうですが、では、あなたの人生はどうでしょう？

ほとんどの人が日常を「目的地を決めていない飛行機」のような状態で過ごしているのではないでしょうか。

（目的地もなく）ただ飛んでいる＝ただ毎日を過ごしているだけの生活。

それでは、自分が実現したいこと、叶えたいこと、つまりは、目的地に行けるわけがありません。

「好きな時に、好きな場所で、好きなシゴトをして、思い通りの人生を生きたい」と私を訪ねてくださる方々に最初にする質問も、この「目的地の設定」に関することです。

「あなたは1年後の今日、どうなっていたいですか？」

この質問をすると誰もがその場で少し考えます。
そしてさまざまな答えが返ってきます。

- 今よりもたくさんのお客さんに来ていてほしい
- 出世していたい
- お給料が上がっていてほしい
- 結婚していたい
- 子供が欲しい
- 会社を大きくしていたい
- お金持ちになっていたい
- 自分を変えたい
- 海外旅行に行きたい
- 独立したい
- テレビに取り上げられたい
- オーディションに合格したい

- 従業員を増やしたい
- 後継者に事業を譲りたい……ほか

では、次はあなたへ質問しましょう。

「あなたは1年後の今日、どうなっていたいですか？」

この空欄に書き込める環境にはない人もいるでしょう。そんな場合は心の中で声にしてみるか、次のいずれかの選択肢を選んでください。

A　今よりも収入が上がっていたい

B　出世していたい

C　今よりも幸せになっていたい

D　その他

実は**この「目的地の設定」、99・9%の人が設定の仕方を間違えている**のです。

いや、間違えているどころか、自分が実現したいと思っていることが**〃絶対に手に入らない〃ような設定**をしています。

知らず知らずのうちに、自分自身に対して、実現しにくい形で自分の目標をプログラミングしてしまっている。だから、自分が手にしたい未来を実際に手にしている人が少ないのです。

望む未来を手に入れる2つの確認事項

では、何が間違っているのか？

たとえば、1年後どうなっていたいかで、先ほどの選択肢Aの「今よりも収入が上がっていたい」を選んだ場合……。

〝今よりも収入が上がっていたい〟というのは、「（今よりも）いくら上がっていたい」のでしょうか？

1万円？　5万円？　10万円？　100万円？　それとも1000万円？

1年後に収入を1万円上げる場合と、1000万円上げる場合では、やり方も行動もまったく変わってきます。

これは当たり前のことですよね。

だからこそ、目的地は「明確」でなければならない。

ところが、多くの人が目的地を明確に設定しません。

「お金持ちになりたい」「今より幸せになりたい」「いい人と出逢いたい」「自分を変

えたい」……これでは**曖昧すぎる**のです。

飛行機にたとえていえば、行き先を「南のほう」というくらいにしか決めずに飛行していているようなものです。そんな飛行機が「本当に行きたいと思っている場所」の空港に着陸するわけがありません。

では、なぜ飛行機はきちんと目的地にたどり着けるのか？

それは、**「目的地に向かっているか、航路からずれていないかを常に確認しているから」「自動運転や、ナビゲートに目的地をセットして、どこに向かっているのかを常に〝忘れないように〟しているから」**です。

これを私たちの日常生活に置き換えるとどうでしょうか？

ある調査によると、年始に立てた目標をその年の12月に覚えている人は10％もいないそうです。

これこそまさに、目的地（目標）は設定したけど、飛んでいるうちに〝今どこに向かっているのかを忘れて〟そのまま飛行を続けているようなもの。

これでは目的地にたどり着けないのも納得のはず。

ですから、私も経営者の方に個別にアドバイスをしたり、クライアントの方にお会いする際には、自分たちの行き先を常に忘れないように、必ず「今はどこに向かっていますか？」の質問を投げかけています。

あなたという飛行機が目的地に正確にたどり着くためには、

①「ここ以外ない」というくらい目的地を明確に設定すること
②目的地から常に目をそらさない（忘れないようにする）こと

この2つが重要なのです。

「手段」の答え探しで疲弊してはならない

あなたが自分を変える、目標を実現させるためには、それを実現する「手段」「方法」が必要となります。

「明確な目的地」をたどり着きたい空港だとすれば、「手段」とは、たどり着きたい空港に行くための「飛行機本体」になりますね。

当たり前のことですが、**目的地によって手段は変わります。**行きたい空港がどれだけ離れているかによって機体が変わるのと同じ話です。

たとえば、羽田空港と大阪国際（伊丹）空港間を飛んでいる機体では、羽田空港からニューヨークには行けないよ、ということ。大阪国際空港まで必要な燃料とニューヨークまで必要な燃料の量は違います。当然、ニューヨークに行くならニューヨークにたどり着けるだけの燃料を積むことができる機体（手段）でないとダメですよね。

「年収１００万円アップ」と「年収１０００万円アップ」では、達成のための手段は当然違うわけです。

このように、手段は目的地によって変わるもの。

しかし、多くの人が、「手段」がわからない。

そのため、「○○をしてみたいんだけど、どうしていいのかわからない」ということを、自分を変えるための最も重要なものや、最大の難関だと捉えています。

「今の自分を変えよう」

「自分の未来をよりよいものにしよう」

「夢を叶えよう」

「で、その手段がわからない……」

「いや、でも、手段さえわかれば、自分は変えられるんだ！」

そう信じているのです。


しかし……。

実は、この本でお話ししている「人生を思い通りにする方法」では、「手段」は、最も重要な項目ではないのです。

実現の手段は「自動的に」見つかるもの

なぜ「手段」が一番大事ではないのか？

理由は3つあります。

1つは、そもそも**手段は「目的地」が明確に設定されていなければ導き出すことができない**、という理由です。公式の①「目的地」の設定が間違っていたり、あるいは忘れてしまっていたり……要するに〝手段を考える以前の問題〟。たどり着きたい空港がわからなければ、どの機体で行くかを決めることはできません。

2つ目は、仮に目的地が明確になったとしても、**「今のあなた」では、そこに行き着く手段はどちらにせよわからない**という理由です。

冷たい言い方かもしれませんが、**そもそもの行き方を〝知らない状態〟であるあなたには、いくら考えても行き方＝手段は見いだせない**、ということです。

知らないのに「どうやったらできるのだろう？」と考える。

これは、たとえていうなら、三角形の面積を出す公式を知らないのに、三角形をじっと見つめて「この三角形の面積はどうやったら出せるのだろうか？」と考えるようなものです。もしかしたら、いずれ自力で三角形の面積の公式を生み出し、答えにたどり着くかもしれませんが、それまでの時間は莫大です。そして、そこに時間をついやすことがいかに時間の浪費かというのは、もはや説明は不要でしょう。

これから行こうとしている目的地（＝あなたが実現したいこと、夢など）には、あなたはまだ到達したことがないわけですから、どうやったらそうなれるかなどわかるはずないのです。

そして3つ目の理由は、2つ目の理由の続きです。

それは「他にすべきことがある」ということ。

結論からいうと、この「手段」は、公式の③「メンタル」を強くすることで〝自動的に〟見つかります。**あなたが実現したいことを実現する手段は「考えて作るもの」ではなくて、「自動的に見つかるもの」なのです。**

「考えなくていい」

「自動的に見つかる」

こんなに嬉しいことがあるのでしょうか。

でも日本人は真面目であるがゆえに、手段を「自分で考えて見つけないといけない」と思い込んでいて、夢の実現に無駄に時間がかかっているのです。

先ほどの三角形の面積を自力で算出する話ではありませんが、いつまでも自分で考え込んでいては方法がわからないままです。結局、何も今と変わらない。方法論ばかりを自分1人で考え込み、何も変わらない。これが多くの人が陥っている現象です。

「なぜ、手段は自動的に見つかるのか?」については、第3章でお伝えしますので、ここではとにかく**「『手段』は自分で考えなくていい。重要度は最も低い」**ということだけ覚えておいてください。

結局、心の強い人がすべてを手に入れる

最後の③「メンタル」についてお話ししましょう。

私は勉強会や講演会だけでも7200人以上の方々に起業、経営のことや、自己変革、リーダーシップ、パートナーシップなどを教えてきました。そして、クライアントの方が1年後に設定していた目標を6カ月以内に高確率で達成させてきました。

・1年以内に結婚すると宣言した30代後半の女性が半年後に結婚した
・海外進出を目標に掲げる経営者が、ハワイへの事業展開を実現させた
・生徒0人のお菓子教室が、国内外から生徒さんが押し寄せるほど大人気に
・子供3人を抱える主婦が出版をした
・普通のOLだった26歳の女性が年商1億円の会社を設立した

キリがないくらい、とても嬉しい数々の成功事例があります。


なぜ私は多くのクライアントを目標達成に導くことができたのか？

それは、専門分野であるビジネスのアドバイスをすること以外に、クライアントの**「メンタル」の部分を最重要視した**からです。「メンタル」は、近年では、オリンピックのメダリストが専属のメンタルトレーナーをつけているほど重要視されている分野。

ここでいう「メンタル」とはいわゆる「心」のこと。そして、その「心」の状態というのは「自己評価」に起因するといわれています。「自己評価」とは、自分、または、他人の基準と照らし合わせて、自分の価値を決めることです。

では、「自分の価値を決める」という自己評価はどこでおこなわれているのか？　それは、自分自身の**「脳」**です。私たちの脳は、自分がどんな人物であり、どういった価値があるのかを評価した上で、それにふさわしい行動しています。

要するに、**「メンタル」とは、「心」であり、「自己評価」であり、「脳」である**、そう捉えることができるのです。だからこそ、公式③の「メンタル」が最も重要な要素であると断言できるわけです。

また、先ほど説明した通り、**「思考や感情は、脳が作り出す」**という観点から、この本では「心＝脳」と定義付けて話を進めていきたいと思います。

自己評価を高めるだけで世界が変わる理由

想像してみてください。

あなたは飛行機を操縦する機長です。

飛行機の目的地は、ダニエル・K・イノウエ国際空港（ホノルル国際空港）と明確に設定されていて、成田空港からこれから飛び立とうとしています。操縦する機体もハワイ・ホノルルまで飛行できる性能で何も問題はありません。
しかし、あなたの自己評価が次のようなものだとしたら、どうでしょうか。

「もう離陸しないといけないのか……。正直、俺、この機体をちゃんと扱えるか不安だし、どう操縦していいのかもわからない。そもそも自分には飛行機を操縦する資格なんてないと思っているし、ホノルルまでたどり着ける自信がない。もし何かトラブルがあったときに対処できないし、責任とれないよ」

これでは、いくら「目的地」が明確になっていても、「手段」が手に入っていたとしても「行動」に移すことはできません。

また、この例では、すでに手段が用意されている状態でしたが、**自己評価が低いままだと「自分にはできるわけがない」という発想が先行し、適切な手段を見つけようとしない場合がほとんどです。**見つかるのは「やらない自分を正当化する理由」ばかり。

仮に適切な「手段」が見つかったとしても、それを実行するのは「自分」です。目的地が明確で、そこに行く手段がわかっていても、自己評価が低いと、行動に移すこと、つまり「実行」することはできません。**「実行」できなければ現実は何も変わらないのです。**そして、実行できるかどうかにダイレクトに影響するのが「自己評価」なのです。


「自分ならできて当然」「自分がやらなければ誰がやる」と思っているのか？

「自分にはできない」「自分にはまだ早い」と思っているのか？

前者と後者の自己評価では、どちらが行動に移せて、どちらが踏みとどまってしまうかは、一目瞭然でしょう。


実はここには、ある一定の成功を収めている人が陥りやすい〝罠〟もあります。

多くの人は、一度、目的地に到着するにふさわしい「自己評価」を作ることができたら、それで人生は大丈夫だと思いがちなのですが、これが大きな間違いなのです。目的地に着いた後に「その目的地にたどり着くための自己評価」のままでいては、再び現状から抜け出せなくなってしまうのです。

飛行機は目的地に着いたからといって、そこですべて終わりではありません。

そう、「次の目的地」を目指します。

そのためには、次の目的地に合った自己評価が必要になります。よって、**自己評価は常に更新しないといけない。**そうしなければ、新たな目的地には飛び立つことはできませんので、結局、〝その場〟に居続けるしかないのです。

だからこそ、自分の現実を、未来を、〝変え続ける〟ためには、メンタルの源泉となる自己評価が最も大切だということです。

あなたが変えるべきは、メンタル＝自己評価である。

まずはこのことを覚えておいてください。

第１章のまとめ

▼目的地が決まっていない飛行機は、どこへも行けない。

▼目的地は「○○空港」というレベルまで明確にして、常に意識する。

▼「どうやったらできるのか？」は自分で考えなくていい。どんなに考えても「今の自分」にはわからない。

▼「自己評価」を変えない限り、どんなに条件が揃っても人生は変わらない。

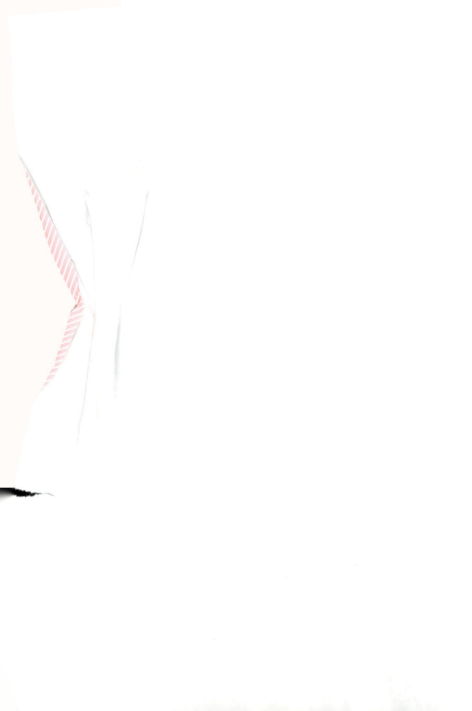

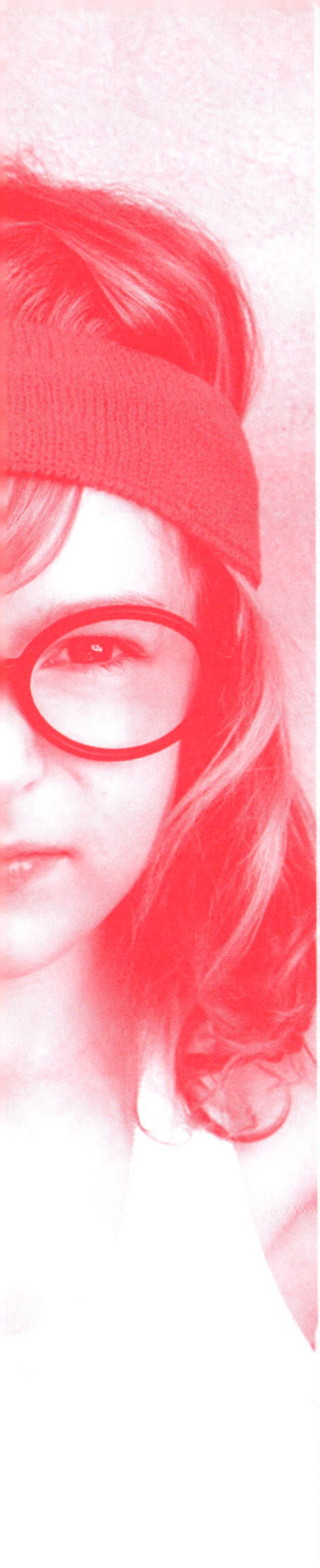

第2章 変化を嫌がる人間の機能を科学的に攻略する

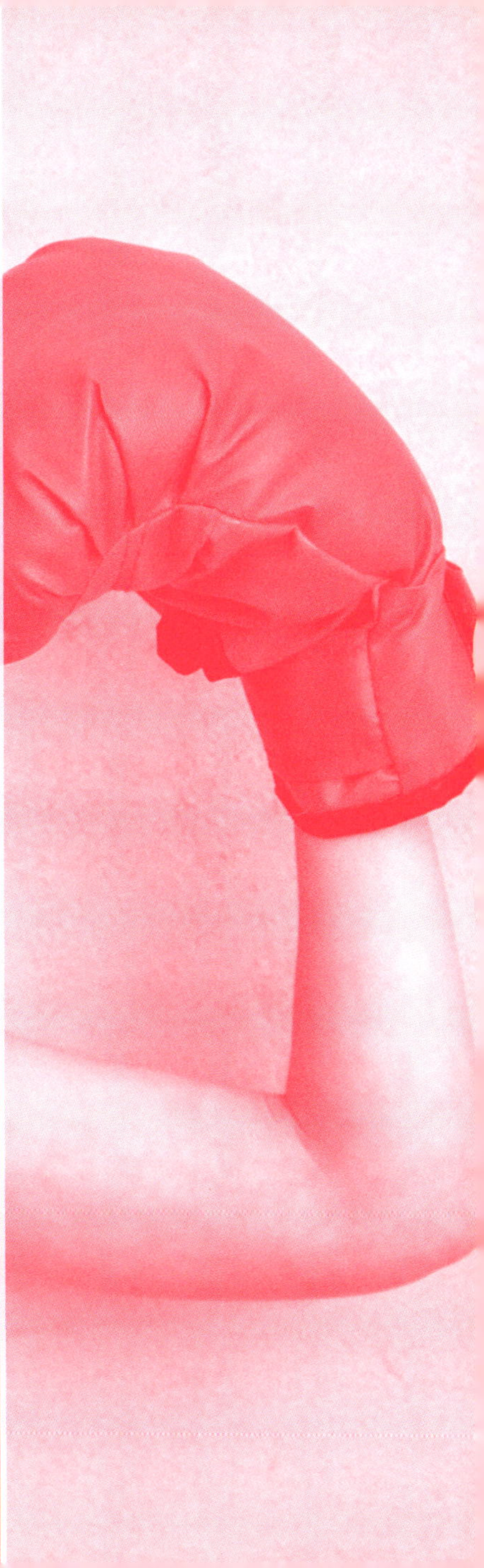

頑張っても報われないと感じるのはなぜか

「いわれてみれば、納得する。でも、実際にはなかなかできないんだよねえ……」

これが多くの人の抱える悩みでしょう。

前章で自分自身の〝設定〟を変更し、すべてを思い通りに変えていく公式＝仕組みはわかった。でも、わかったけれど、なかなか自分を変えることができない、踏み出すことができない……。

そんな人が世の中のほとんどだと思います。

なぜ、「(仕組みは) わかっていても、なかなか変わらない」のか？

実はこの原因はとても簡単なことにあるのです。

それは、「自分を変えよう」「何か新しいことを成し遂げよう」と思う人たちの行動パターンを見ているとよくわかります。

「『〝頑張って〟自分を変える方法』ばかり学んでいる」

これが、自分を変えようとしてもなかなか変われない大きな原因なのです。

いや、自分を変える方法を学ぶのは、悪いことではありません。

ただ、「なぜ変われないのか？」**「変わろうとする時に、何がジャマをするのか？」**を理解しないまま、単純に「変わろうとすることだけに一生懸命」になってしまうから、いつまでたっても目覚ましい変化が起きないのです。

「〝なぜ変われないのか？〟〝変わろうとする時に何がジャマをしているのか？〟を理解せずに、ただ頑張る」とはどのような状況なのか？

たとえばここに〝穴の空いたバケツ〟があったとしましょう。

あなたはバケツを水でいっぱいにしようとしているのですが、穴が空いていることに気づいていないまま、一生懸命バケツに水を注いでいます。

当然、いつまでたっても、バケツは水でいっぱいになりません。

「〝変わろうとする時に何がジャマをしているのか〟を理解せずに、ただ頑張る」とは、つまりそういうことなのです。

じゃあ、穴の空いたバケツを水でいっぱいにするための最短の方法は？
そう、バケツの穴をふさぐことですよね。
「バケツの穴（＝変わろうとすることをジャマする力）の存在を理解して、穴をふさぐ（無効化する）ことができれば、水が溜まる（自分が変わる）のは格段に早くなる」ということです。

この場合、「水を注ぐ」というのが、「自分が変わろうとする行動」にあたります。
多くの人がこのバケツの穴に気がつかないまま、〝一生懸命〟水を注いでいるわけです。

あなたが今の自分を変えようと思うのであれば、「自分を変える方法」を学ぶだけではなく、「変化をジャマする力」についても理解し、その対抗策を準備する必要があります。

なぜなら、そのほうが格段に早く、物事が自動的に実現していくからです。

「心理学的ホメオスタシス」の発動を感じ取る

では、あなたの変化を最もジャマするものは、何だと思いますか？

それは、**あなたの「脳」**です。

あなたは、生きていく上であなた自身の脳が最優先に考えていることを理解していますか？

生きていく上であなたの脳が最も大切にしていること……。

それは、**「死なないこと」**です。

つまり、あなたの脳は「（あなたの）生命の維持」を最優先に考えている。

ですから、あなたが「今、生きている」のであれば、脳はあなたが何か新しいことを始めようとしたり、何かにチャレンジしようとすると、あなたが変化しないように、あの手、この手を使い全力でジャマをします。

「〝今の状態〟で生きていられるんだから、何かを変える必要はないだろう」「頼むからチャレンジだとか余計なことはしないでくれ！」といわんばかりに。

何かを始めようとしたら、ある時は「不安」という感情を生み出したり、ある時は「寂しさ」という感情を生み出したり、また、ある時は「自分にはできない理由」を探してきたり、同じことをして失敗した人の例が目につくように（気になるように）したりと、全力であなたの変化を止めようとします。

あなたにもそんな経験があるのではないでしょうか。

もちろん私にもありますし、これまで大きな成果を残してこられた私のクライアントにもあります。

このようなあなたの脳の「変化を止めようとする働き」のことを、専門的には**「心理学的ホメオスタシス（心理学的恒常性）」**といいます。

あなたの脳が最優先にしているのは、残念ながら「今のままのあなたでいること」。

心理学的ホメオスタシスこそが、「あなたの変化をジャマする最大にして最強の力」

わけです。

ここで大切なのは、まずは**「自分が変化をしようとしている時には、心理学的ホメオスタシスが働くのだ」**ということを知っておくということです。

知っているのと、知っていないのでは、その時にとれる行動も大きく変わるはずです。

私も何か新しいことを始める時はドキドキしたり、不安を感じたりします。でも、そんな時にも「ああ、これは〝心理学的ホメオスタシス〟が発動してるんだ」と考えれば、すぐに冷静になれます。心理学的ホメオスタシスの存在を知らなければ、その時の不安感や感情に戸惑い、右往左往しているかもしれません。

自分を変える行動をする前に、自分の変化を妨げる力を知っておくことで、あなたが実現したいことを叶えるスピードも自動的に速くなるのです。

そう、いち早くバケツの穴に気づくように。

障害物の位置がわかればチャンスは自然と増える

変化をジャマする障害物を認識することができれば、実現したいことへの「行動」が、これまでとは見違えるものになります。

ジャマするものがなくなったのであれば、あとは自分が必要とする情報やチャンス、機会をいかに見つけるか、を考えればいいのです。

あなたもこれまでに、「ものすごいチャンスに恵まれて人生の成功者になった人がいる」などの話を聞いたことがあるのではないでしょうか。

そうした場合、チャンスはたまたまやってきたのか。運がよかっただけなのか。

もちろん、「偶然」や「運」という要素もあるでしょうが、必ずしもそれだけではありません。

自分が実現したいことを実現できた人たちに、チャンスや機会というものがなぜ巡ってきたのか？

それには明確な理由があります。

その人たちが、自分が実現したいこと、叶えたいことにつながるチャンスや機会を察知する能力に長《た》けていたからです。

他人からすれば気がつかないようなチャンスに気づくことができた。

これが「目標達成」「夢の実現」「偉業」「成功」の大きな理由です。

チャンスを察知する能力を測定するテスト

もしかしたらあなたは、もうすでに自分の実現したいことを手にする情報、チャンス、機会を察知することができる能力に長けている可能性があるかもしれません。

今あなたにはチャンスを察知する力がどれだけあるか？　それを測定する簡単なテストをしてみましょう。

次の質問に答えてみてください。

【質問】あなたはどんな人ですか？　この質問の答えを10個挙げてください。

・
・
・
・
・
・
・
・
・
・

さて、10個書けたでしょうか（書いていない人は、せめて心の中で3個は「自分はどんな人なのか」をつぶやいてみてください）。

ここで今あなたに挙げてもらった答えは**「今の自分に対するあなた自身の自己評価」**です。

- 優しい
- 真面目である
- 家族思いである
- 仕事ができる
- 後輩の面倒見がよい
- スポーツが得意である
- 1人の時間が好き
- 仕事が好き
- 仕事が嫌い
- 好き嫌いが激しい

・出世頭である
・取引先からかわいがられる
・美人である

いろんな答えがあってOK。どれが正解とかもありません。

大切なのは、あなたの自分自身に対する自己評価が「今どうなっているのか？」を知ることです。

そして、この書き出した結果＝自己評価が、第1章で解説した公式の③メンタルとして「ふさわしい」ものであるかということが重要です。

【思い通りに生きる公式】

現実（未来）＝①目的地×②手段×③メンタル

「メンタルとはすなわち自己評価であり、この自己評価が整っていないと、たとえ目的地が明確になっていて、手段がわかっていても実行することができない」というお話をしました。

さて、あなたの自己評価は、あなたが目指している場所に到達するのに十分といえるものだったでしょうか。目指すべき目的地に向けて「行動」できる自己評価だったでしょうか。

たとえば、もしあなたが「会社員を辞めて独立したい」と思っているのであれば、先ほどの「あなたはどんな人ですか？」という問いに対して少なくとも1つは、「独立して成功するタイプの人間」であることを示す答え、たとえば「取引先からかわいがられる」「1人の時間が好き」などという内容の答えが必要です。

「カラーバス効果」を逆転させるだけで成功できる

それでは、あなたがたどり着きたい目的地に向かうに〝ふさわしい自己評価〟がないと、どうなってしまうのか？

ここで1つ実験をしてみましょう。

【実験】

①これから5秒間で、あなたの周りに「赤いもの」がいくつあるか数えてください。

②5秒経過したら、赤いものが何個あったかメモをしてください。

それではスタート！

さあ、5秒たちました……。

質問　赤いものは何個ありましたか？　（　　）個

この文章からまだ目を離さないでください……。

ここで、あらためて新しい質問をします。

質問　では、黄色いものは何個ありましたか？　（　　）個

この文章から目を離さないで、黄色いものは何個あったか思い出してください。

黄色いものなんてなかった？　本当ですか？

それでは、顔を上げて黄色いものが何個あったか確認してみてください。


いかがでしたでしょうか？

おそらく、「赤いもの」を探していた時には、「黄色いもの」は「まったく目に入っていなかった」のではないでしょうか。

黄色いものが何個あったかと聞かれて「そんなものはなかった」と思った人も、顔を上げて「黄色いもの」を探してみれば、いくつか見つかったはずです。


人間の脳は、○○が見える、暑い、風が吹いた、喉が渇いた、川の音が聞こえる……など、五感を使って1秒間におよそ2000個の情報を感知しています。

では、それらの情報のうち、いったいいくつのことを「認識」することができていると思いますか？

とてもじゃないけど、２０００個すべてを認識することはできません。

要するに、すべてを認識することができないということは、あなたの脳は２０００個の情報の中から、「これを認識すべきだ」というように、**〝認識すべき情報〟を選んでいる**わけです。

人が同時に認識できる情報の数は、個人差はあるにせよ、8~16個といわれています。**脳の毛様体賦《もうようたいふ》活系《かっけい》が（注：嗅覚のみ大脳辺縁系を経由するので例外）この全身で感じた情報の中から、どれを認識すべきかとふるいにかけているのです。**

認識すべき情報を「赤いもの」とした場合、あなたは「赤いもの」しか見つけられないということです。

では、日常において脳はどんな情報を「最優先に認識すべきだ」と判断しているのでしょうか。

それはもちろん、**「あなたにとって重要な情報」**です。

たとえば「ロレックスの腕時計が欲しい」と思ったら、急に周りでロレックスを持っている人が増えた。急にロレックスの腕時計が目につくようになった……。

当然、急にロレックスの時計を持っている人が増えたわけではなく、今までロレックスの腕時計はあなたにとって〝重要な情報ではなかった〟から認識していなかっただけで、持っている人はもともと自分の周りにはいたのです。

あなたにもそんな経験はないでしょうか。

先ほどの実験でいう「黄色いもの」のように、すでにそこに存在していたのに重要な情報ではないから、認識する必要はないとしてあなたの脳がスルーしていたのです。

このような現象を**「カラーバス効果」**といいます。

あなたが変わるための情報は「見えていない」?

では、これを「あなたの人生を変える」という話に置き換えた場合はどうでしょうか。

あなたの脳にとって重要なことは、前述の通り「死なないこと」です。

脳は心理学的ホメオスタシスを働かせ、「死なないために」、変化することをとても嫌います。あなたの脳は、**「あなた自身が思っている〝今の自分〟にふさわしい情報」**だけを認識するのです。

58ページで「あなたはどんな人ですか?」という質問をしました。そしてあなたの脳は、あなたが挙げた答えを、「自己評価」だと認識します。

あなたの脳はあなたに「変化してほしくない」から、変化しないようにその自己評価にふさわしい情報を重要度を高くしてあなたに認識させます。

つまり、こういうことです。

「あなたに見えているものは、すべてあなたの自己評価に基づいている」

裏を返せば、もしあなたが何かを成し遂げたい、何かを実現したい、自分を変えたい、収入を上げたい、結婚したい、幸せになりたい……などと思っていても、それを実現するにふさわしい自己評価を持っていない限り、先ほどの実験の黄色いもののように、チャンスや機会を察知・認識することができないわけです。

これを心理的盲点**「スコトーマ」**といいます。スコトーマとはギリシャ語が語源で「盲点」という意味。眼科の医学用語でいう視覚の盲点のことです。これと同じで、心理作用によって、**あるべき情報が〝見えていない〟状態**をいいます。

62ページの実験で探した「赤いもの」が、「今の自己評価で見えている世界」。そして「黄色いもの」が、「新しい自分へ変わるために必要な情報」となるのです。

あなたが何かを成し遂げたり、自分を変えたりするために必要な情報は目の前にあります。ただ、**それが見えていないだけ**なのです。

第1章で**「手段とは〝自動的に〟目の前に現れる」**とお話ししたのも、このメカニズムがあるからです。

つまり、自己評価があなたの実現したいことにふさわしいものになっていなければ、そもそも、今の自分を変える方法を見つけられる状態にはないということになります。

では、あなたが叶えたいことを実現していくために必要な情報を認識するためには、どうすればいいのでしょうか？

方法はとてもシンプルです。

最初から、黄色いものを察知、認識できるようになればよいのです。

たとえば先ほどの例でいえば、

- 「赤いもの」＝今のあなたの自己評価が正しいと認識させる「あなたを変化させないための」情報
- 「黄色いもの」＝「あなたが自動的に変化するための」重要な情報

であれば、「あなたの自己評価にふさわしい情報は黄色である！」という状態を作ればいいわけです。

こうすれば、黄色いもの、つまり、変化するために必要な情報を最初から察知、認識することができます。

つまりは、あなたが叶えたいこと、実現したいことのチャンスや機会を察知、認識することのすべての根底は自己評価にあるということ。**自己評価を変えない限り、無**

難な毎日からは永久に抜け出せないわけです。

「現状維持は衰退」と肝に銘じて変化を楽しもう

根底にある自己評価を変えないでいると、どうなるか？

- 毎日の中で得られる情報はいつものまま。変化のチャンスも機会も察知、認識できない

↓

- 「自分には能力がないんだ、自分は○○ができないんだ、自分には無理なんだ」というままの自己評価で毎日を過ごす

↓

- その自己評価に基づいて情報を察知、認識して行動する

↓

- 何も変わらない毎日。いつも通りできることもあれば、できないこともあるという

結果を「体験」する

↓

・「ああ、やっぱり自分はこういう人間なんだ」と、今のままの自己評価が「強化」される

このサイクルに入ると「現状維持」の自己評価がループ的に強化され続けて、無難な毎日から抜け出せなくなるのです。

ただ、本質を捉えて「自己評価を変えること」さえできれば、このループを根底から覆《くつがえ》すことができます。

次章からいよいよ、**自己評価を変えるために「何を」「どの順番で」進めればいいのか**についてのお話を進めていきたいと思います。

第2章のまとめ

- 「ただ頑張ればいい」というわけでない。「頑張るのがつらい」では意味がない。
- あなたの変化をジャマする力「心理学的ホメオスタシス」の存在を知っておく。
- あなたの人生を変えるために必要な情報は、もう目の前にある。
- 「自己評価」を変えない限り、無難な毎日からは永久に抜け出せない。
- 「変化は楽しい」「新しいことは楽しい」という思考で判断する。

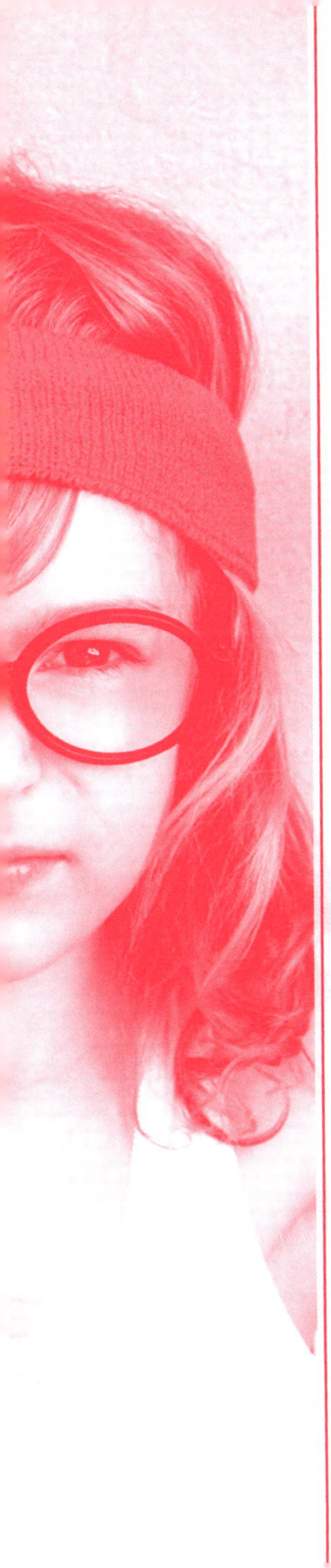

第3章

最強の行動力を手に入れて心を強くする

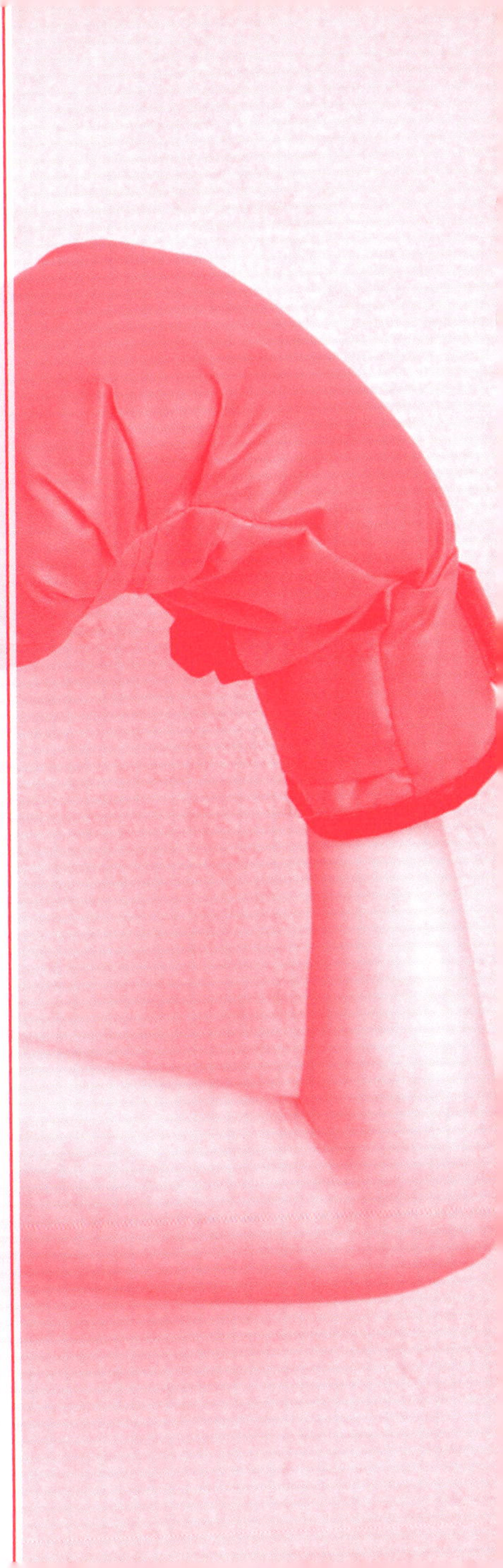

目指すべき場所の明確化がすべての始まり

- 自己評価を変えなければ、自分が実現したいこと、手に入れたいことにつながる情報や、チャンス、機会、方法をあなたは永久に察知、認識することはできない。
- だからこそ、自己評価を変える必要がある。

この仕組みを理解したならば、早速、あなたの自己評価を変えてしまいましょう。

あなたがこれからすぐに着手すべきこと……。

それは、「自分がどこにたどり着きたいのか？」「何を実現したいのか？」「何を手に入れたいのか？」という「目的地」を明確にすることです。

あなたにとって最適な自己評価とは、あなたのことを「望む場所」に連れていってくれるものでなければなりません。

「あなたが何を実現したいのか」「何を手に入れたいのか」が明確にならない限り、

自己評価の設定はできないのです。

「同期の中で最初に役員になった」「会社員から独立して1年目で年商1億円を超える会社を設立した」「フリーアナウンサーとして憧れの人との仕事をつかんだ」「普通の主婦からカリスマ読者モデルになった」……。

私のクライアントでもさまざまな人がさまざまな夢を実現しましたが、どんな人でも、初めの一歩は「目的地の明確化」。これに例外はありません。

ただし、単純に「じゃあ、とにかくさっさと目標を決めちゃいましょう！」などという話ではないので、注意深く読み進めてください。

目的地を一番先に決めることの理由は、「カーナビ」や「Google マップ」を考えればわかりやすいでしょう。

あなたの脳の仕組みも、これらとまったく同じ。

カーナビや Google マップを使用する際に、まず行うことは何でしょうか？

そう、**「目的地の設定」**です。

「目的地を、入力してください」

ここからすべてが始まります。カーナビやGoogleマップでは、目的地は、「南のほう」などという曖昧なものではなく、〃ここ以外ありえない〃という明確な「住所」を入力します。住所さえ入力したら、あとは「自動的にナビゲート」してくれます。

「ここを右折」「しばらく直進」「この先、右折専用レーンがあるから右を行ったほうがいい」と、向こうから次々と必要な情報を与えてくれます。

このカーナビの役目をしてくれるのが、あなたの脳の「毛様体賦活系」といわれる場所なのです。嬉しいことに、**あなたの脳には、すでに高性能なGPS機能が備わっている**というわけです。

ただし、これは逆をいえば「目的地が明確に設定されないとナビゲートできない」ことを意味します。目的地さえ入力すればあなたの脳は〃自動的に〃あなたをナビゲートしてくれるのに、です。

だから**「明確な目的地を設定する」ことが、すべてのスタート**なのです。

「未来体験シート」で目的地を明確化

それでは、あなたの目指すべきところ、自然と導かれたいと思う場所を明確にする作業をしていきましょう。これは、私が過去7200人以上の方々に行ってきた「自分の得たい結果を得る」「人生を思い通りにする」ための手法です。

何をするかといえば、これから、5年後、3年後、1年後、半年後にあなたが実現していたいことを書き出してもらいます。

ただし、単純に思いついたことを書けばいいというものではありません。

必ず注意事項を読んでからやってみてください。

【注意事項】

その① 必ず「完了形」で書く

「完了形」とはどういうことか？

たとえば、「月収で50万円に増やしたい」ではなく、**「月収で50万円になった」**ということ。完了形で書かず、「○○したい」という単なる願望を書いてしまうと、あなたの脳は「○○したい」＝「あなたはまだできていない人」という自己評価を認識してしまいます。すると、あなたの脳は「月収50万円のあなた」のための情報ではなく、「月収50万円にはなっていないあなた」への情報の優先度を上げてしまうわけです。

その② 必ず「測定可能な形」で書く

「測定可能な形」とはどういうことか？

たとえば、3年後に実現したいこととして「家族みんなが今よりも幸せになる」という願望があったとします。ですが、3年後に「家族が3年前よりも幸せになっているかどうか」は、どのように判断するのか？

「みんなが病気をせずに健康だ」ということが幸せなのか？「子供が生まれている」ことが幸せなのか？「毎年家族で1週間海外旅行に行った」ことが幸せなのか？

つまり「どうあれば幸せなのか？」が測定できる形にしなければ、何を目指せばいいかがわからないのと同じです。

カーナビでいえば、「東京」とだけ入力してもダメ。住所を見て「ここが目的地だ」

と測定できる入力をしなければ、本当に自分の行きたい場所へは行けないということです。東京駅も東京ですし、新宿や渋谷も東京、大自然の高尾山もまた東京です。

「自分の考えていた場所と違う」＝「自分の実現したい姿ではない」というのは、**自分の入力ミス**ともいえるわけです。

「到達したかどうかわからない」状態というのは一番モヤモヤしますし、ストレスにもなります。必ず「これで到達した」とわかる、測定可能な形で書いてください。

その③　制限をかけず書く

これが最も重要な注意事項です。**「制限をかけない」**とはどういうことか？

イメージとしては、「目の前に魔法使いが現れて『5年後、3年後、1年後、半年後どうなっていたいかという願いをすべて叶えてやる』といわれた時に何というか？」という感じです。

仮にあなたが「5年後には100億円の資産を手にしていたい」と思うのなら、「100億円の資産を手にした！」と書いてください。その願望をあなたが〝本当に〟

望んでいれば実現しますし、「いや、それは自分にはちょっと……」とか「本当はそんなにはいらないけど……」などとちょっとでも思っていれば、実現しません。

ただ、ここであれこれ考えて制限をかけないこと。あなたの実現したいことが本当にあなたの脳が同意してくれて勝手に動き出す内容かどうかは、この後にすぐにわかりますので、まずはとにかく、制限なく書き出してみてください。

1．制限時間は10分です。

2．5年後、3年後、1年後、半年後の順番でそれぞれ実現したいことを書いてください。

実現したい内容は、仕事、お金、プライベート、家族など、どんな内容でも構いません。

「未来体験シート」（10分間）

「5年後に私はこんなことを実現しました」

「3年後に私はこんなことを実現しました」

「1年後に私はこんなことを実現しました」

「半年後に私はこんなことを実現しました」

いかがでしたか？

これがあなたの「未来体験シート」です。

ここで実際に書き込む時間がなかったという人は、「5年後に私は○○を実現しました」「3年後に私は○○を実現しました」「1年後に私は○○を実現しました」「半年後に私は○○を実現しました」と、一度心の中で声にしてから、これから先を読み進めてください。

本当は実際に声に出してみることをおすすめします。

声に出すことによって、あなたが書いた内容を認識する器官は目（視覚）だけではなく、耳（聴覚）も使われます（自分の声を聞くわけですからね）。すると、脳神経がさらに活発化し、あなたの脳に明確な目的地として重要度が高く刻まれるのです。

「10分間ではすべて書ききれなかった」という人がほとんどでしょう。実際にこれまで何千人という人にこのワークをしてもらいましたが、10分間ですべての項目を完璧に書けたという人はいませんでした。

ただし、10分間で書けないということは、前述の通り、**「目的地が明確ではない」**

「目的地を忘れてしまっている」ということです。ここでしっかりと目的地を定めておきましょう。

大きな目標でも小さく分解すれば「できること」が見つかる

なぜ、この「未来体験シート」は一番先にある〝5年後〟から3年後、1年後、半年後とさかのぼってくるような書き方をするのでしょうか。

「物事は計画的に逆算しないと実現しないからでしょ？」

たしかにそれはその通り。しかし、それだけが狙いではありません。

まず大きな目標を描き、それを〝細分化〟し、「これなら（すぐに）できる」というものを目指すことで行動しやすくなります。

「目指すべきことを細分化すると、大きな夢が実現する」

このメカニズムのわかりやすい実例として、こんな話があります。

1920年代後半、まだ日本では国産車が生産されていない時代です。

自前で自動車を作る技術がまったくない中で、日本の技術者たちがどうやって自動車を作る技術を自分たちのものにしたか、ご存じでしょうか？

もちろん、さまざまな研究と開発の努力をしていましたが、その中の1つとして行ったのが、「アメリカ製のすでに完成されている自動車を購入し、ネジ1本にまでバラバラに分解する」というものでした。

完成形である自動車を眺めているだけでは、「どうやったらこんなカタチになるのか？」は見当もつかなかった。でも、ネジ1本になると、「このネジ1本くらいなら自分たちで作れるじゃないか」と思うようになってきたわけです。

もちろん、自動車の部品は何千、何百とあります。中にはネジのようにシンプルな構造をしていない部品もありました。でも、「完成した自動車」という大きな塊で見ていてはどうにも手がつけられないと思っていたものが、**小さく分解することで〝できること〟が見つかる。**そして、その見つけた小さな〝できること〟は確実に、大きな塊＝完成した自動車に必要なことなのです。


ですから、この「未来体験シート」も、大きな目標、目的地である〝5年後〟から、それを分解するように、小さな目標、目的地である半年後に向かっていくように書き出すわけです。

もし、まだ半年後の目標が大きく感じるのであれば、さらに小さく分解して、自分がこれならチャレンジできるというものにしてみると、効果的です。

「なぜやるか」に対する答えは行動に直結する

「未来体験シート」ができたら、次に、重要な質問があります。

あなたの答えによっては、もしかしたら先ほど書いたあなたのシートの内容はすべて変わるかもしれません。あなたが書いた内容が「前倒し」で実現するかもしれません。

では、質問です。

【質問】 あなたは、なぜ、それを実現したいのですか？

5年後、3年後、1年後、半年後、それぞれに書かれた内容について「なぜ、実現したいのか？」を答えてください。

さて、あなたの答えはどうでしょうか？

実は、あなたが思い通りの自分になるためには、「何を実現したいのか？」よりも、この「なぜ実現したいのか？」のほうが重要です。

なぜならこの**「なぜ？」に対する答えは、あなたの行動に直結する**からです。

「何かを実現するために行動を起こす」

簡単に聞こえますが、これは普通の人からすればとても面倒なことです。でも、「現状を維持したい」という心理学的ホメオスタシスが働いてしまうわけですから、それは仕方がないことなのです。

そもそも、「自分を変えたい」「実現したいことがある」という人の8割は、まず〝行動する〟ことすらできていません。そして、実際に行動する2割の人になったとしても、多くは実現するまで〝行動し続ける〟ことができないでしょう。ほとんどの人が実現する前にあきらめてしまうのです。

ここで私は、「あきらめるな！」「何が何でも頑張り続けろ！」なんて単純な根性論をいうつもりはまったくありません。

結局、歯を食いしばって頑張るような行動は決して続かないでしょうし、**「楽しんでやる」ことには敵《かな》わない**からです。

たとえば、ゲームをしている2人の小学生がいたとします。一方は、ゲームなど自分ではまったくやりたくないのに親に言われて嫌々やっている。もう一方の子は、誰かからの指図を受けたわけではなく楽しそうにゲームをしている。どちらの子のほうが長時間ゲームを続けるでしょうか？ どちらの子が早く上達するでしょうか？ いうまでもなく後者ですよね。

自分が変わること、チャレンジすることに対しての不安や恐怖と、自分が変わること、チャレンジすることへのワクワク感……この差はどこから来るのか？

そう、それは、「やる理由」からです。

あなたが書いた「実現したいこと」に、「なぜ実現したいのか？」の答え、すなわち**「やる理由」がないのであれば、その「実現したいこと」は目的地としてふさわしくない**、ということです。

やる理由がなければ、成功する確率も低いでしょう。裏を返せば、**「やる理由」が見つからない時は、まだタイミングではない**ということでもあります。

「やる理由」を書き出して行動の原動力と向き合う

私自身もなかなか「やる理由」が見つからなかった人間の1人です。

ここで、「やる理由」への理解をさらに深めていただくため、私自身の「やる理由」を紹介したいと思います。

＊

私はもともと、普通の会社員でした。

中学生の頃から漠然と「社長になりたい」とは思っていて、就職活動をする際に、当時の研究室の教授に「ゆくゆくは起業したい」と相談したところ、「それだったらまずは大企業に入ったほうがいい」といわれました。「小さなベンチャー企業に入って会社が成長する過程を見るよりも、すでに完成された企業を見たほうが参考になる」というわけです。

たしかにその通りだと思い、私は大企業である大手損害保険会社に就職し、総合職として働き始めました。

初任地として配属されたのは岩手県盛岡市。この地で幸いにも仕事の成果を挙げることもでき、いつの間にか「起業したい」という思いも薄れて、このままこの会社で出世することを目指していくのかなと思っていました。**起業することへの「やる理由」が見つからず、行動することができていなかった**わけです。

初任地での配属も5年目となり、人事異動の内示が出されました。配属先は東京にある本社の、全国の営業を統括するポストでした。世間一般でいう栄転でした。

「ああ、会社員としてこのままやっていこうかな」

そう思えるこの人事異動の内示がされたのが、2011年3月11日の午後1時30分頃でした。私はこの日も岩手県内の取引先を回っていました。

そして、午後2時46分。東日本大震災が発生しました。

私は幸いにも岩手県の中でも海からは遠い内陸にいたので津波の影響はありませんでしたが、それでも震度6の揺れに襲われました。ちょうど車で走行中だったのですが、すぐに急ブレーキをかけて停車しました。電柱が倒れるのが見えました。地割れも起きて、近くの建物の壁も崩れました。それから水道、電気、ガスなどのライフラインを断たれた生活を送りました。それでも幸いなことに私が住んでいた地域は復旧が早く、3日後には電気が戻りました。


しかし、ここからが大変でした。

地震保険、津波保険を扱うのが、私が勤める損害保険会社です。そして私が配属されていた岩手県は、ご存じの通り沿岸部分は津波で壊滅状態でした。通信も途絶えていたため、正確な被害状況の確認と人命救助のため、震災5日目に岩手県の沿岸エリアである釜石市、大槌町に派遣されました。

現地に着くと、昨日までそこにあったはずの町が瓦礫《がれき》の山となっていました。自衛隊の方々が懸命に人命救助をされていました。

今でも鮮明に覚えているその光景を目の当たりにして、私は思いました。

「人は本当にいつ死ぬかわからない。ならば〝あれをやっておけばよかった〟なんて思いを残さず、自分がやりたいと思ったことにだけ時間を注ぎ込もう」

悔いのない人生を歩む。そのためには〝いつ死んでもいい〟と思えるくらい、自分の人生の時間を自分がやりたいと思うこと、楽しいと思うことだけに注ぐ。

そんな思いで独立をしました。そして、その思いは、「好きな時に、好きな場所で、好きなシゴトをする個人を創る」という言葉に集約され、今の活動につながっています。

＊

すべてを実現するために必要な「行動力」の源……それが「やる理由」です。

では、もう一度あなたに同じ質問です。

「あなたは、なぜ、それを実現したいのですか?」

「未来体験シート」を見返してみてください。

5年後、3年後、1年後、半年後から、最もあなたが実現したいと思う年を選び、実現したいことの隣に「なぜ?」という理由を書き込んでみてください。全部の項目にではなくてもOKです。

ちなみに、理由は、最初は必ずしも「立派な理由」である必要はありません。私自身も半年後、1年後の欄に書いた実現したい理由は、「楽しいことしかしたくないから」「他人からすごいと思われたいから」とか「贅沢をしたいから」といったものでした。

それが行動の原動力になるのであれば、それでいい。いずれそういう表面的な動機は満たされて、次のやる理由が見つかります。

さぁ、あなたのやる理由は何ですか？

勝手に行動したくなるコツは「視覚」に訴える

あなたは「未来体験シート」を作成して目的地を明確にしました。

そして、それに合わせて「なぜ実現したいのか？」という「やる理由」も明確にしました。

では、ここから頑張って、気合と根性で行動していきましょう！

……なんてことはいいません。

なぜなら、思い通りに生きる公式をセットすることができれば、あとは**気合いと根性なんて関係ない**からです。心理的盲点「スコトーマ」が外れて、あなたが実現したいことに関する手段や必要な情報が**〝自動的に〟**見えるようになります。

そう、自分が実現したいことに対して「何をやればいいのか？」ということがわかれば、まるで新作のゲームを手に入れた子供のように、**勝手に行動したくなる**でしょう。

では、あなたの脳はどのようにして〝あなたにとって重要な情報〟と優先順位を書き換えることができるのか？

まず、あなたはこれからジグソーパズルをすると思ってください。何百とあるピースをつなぎ合わせて完成させるパズル。

箱をあけてバラバラになっているピースを取り出し、早速作り始めようと、箱の表に描かれている完成図を見ようとしたら……箱の表は真っ白。何も描かれていません。箱の中を探しても、完成図がどこにもない！

これでは困ってしまいますよね。完成図なしにジグソーパズルを完成させることは「絶対にできない」とはいいませんが、とてつもない時間と労力がかかるのは明らかです。

「完成図」をイメージできないと、あなたのやりたいことの実現にとてつもなく苦労を必要とするのです。さらにいえば、そのとてつもない苦労が、実現を途中であきらめたり、挫折したりする原因になります。
ならば、とにかく完成図を用意すべきです。

では、あなたが作成した「未来体験シート」は、あなたの5年後、3年後、1年後、半年後の「完成図」となるでしょうか?

残念ながら、完成図としては不十分なものかもしれません。いや、不十分です。
先ほどのジグソーパズルの話のたとえでいえば……。
「完成図を見ようとしてパズルの箱の表を見たら、そこには『画像』ではなくて、『文章による説明』が書かれていた」

としたら、どうでしょう?
「手前には湖が広がり、湖の周りに温泉宿が見えます。奥のほうには大きな山が見えていて……」

こんなことが書かれていても、「ないよりはマシ」ですが、やはり完成するには時間がかかりそうです(ちなみに、河口湖の北側から富士山を望んだ風景を説明しようとしたのですが、わかりましたか?)。

私たち人間が得ている情報量の割合は、視覚が87%、聴覚7%、触覚3%、嗅覚2%、味覚1%と、圧倒的に視覚からの情報を多く得ています。そのため、あなたの5年後、3年後、1年後、半年後の完成図を「視覚に訴える」ことが、あなたの脳に対して最も有効だということです。

そう、あなたの完成図は**「画像」**であるべきなのです。

実現したい理想の画像を1日1回見るだけ

では、早速、あなたの「未来体験シート」の完成図を画像にしましょう。

以下の手順に沿って作業を進めてみてください。

1.「未来体験シート」の5年後、3年後、1年後、半年後の中で、あなたが最も「なぜやるのか?」という**「やる理由」が明確な年**を選んでください。

2. 選んだ○年後に実現していたいこと、手に入れていたいことの画像を集めてください。「こんな自分に変わっていたい」など、内面的な部分であれば、もうすでにそれが実現できているという「理想とする人」を定め、画像を集めます（**最低でも30枚以上集めましょう**）。

3. 画像の探し方ですが、一般的にはネットを使ってGoogleの画像検索を利用するのが便利です。たとえば、あなたが〝3年後〟に「幸せな家庭を築いていたい＝家族と海外旅行を当たり前のようにして、みんな笑顔で暮らしていたい」と思うのであれば、Googleの画像検索で、「家族　笑顔　リゾート」というキーワードで検索します。そうすると、そのイメージに合った画像が何枚も表示されます。その中から、**「あなたの完成図」に近いもの**を選んでください。
画像を探すポイントは、時間制限を設け、ただダラダラと探し続けないことです。30枚程度ならば、長くても1時間以内に集めることを目標としてください。

4. 集めた画像はあなたのスマートフォンや毎日使うＰＣに専用のフォルダを作成し、

1日1回だけでいいので、毎日見るようにしてください（集めた画像はあくまでもあなたが1人で見るために使用してください。画像によっては著作権が発生するものがありますので、ご注意ください）。

さあ、あなたの「未来体験シート」の画像＝完成図は集まりましたか？　まだ画像が集まっていないのであれば、画像を集めてからこの続きを読み進めてください。

なんていっても、すぐに読み進める人がほとんどでしょう。私もせっかちなので、すぐに先を知りたくて読んでしまうタイプです。そして、後でやろうと思っていて、結局やらないという人が90％以上であることも知っています。

ですから、せめてこのページに付箋をつけておくか、ページを折って目印をつけておいてください。

記憶と行動の原理原則を理解する

さて、先ほど**「1日1回だけでいいので、毎日画像を見るようにしてください」**とお伝えしました。

では、なぜ毎日見る必要があるのでしょうか？

ここまで読み進めてくれたあなたなら、もう気がついているかもしれません。

答えの1つは「今どこに向かっているのかを〝忘れないため〟」です。

自分がどこに向かっているのかを忘れているのに、行き着きたい場所に到着するわけがありません。でも残念なことに、自分の実現したいことが実現できていない人たちの多くが、この「今どこに向かっているのかを忘れている」のです。

目標を立てはするものの、その目標を忘れてしまう。だから、日常での選択と行動が結局は「元の自分のまま」。ゆえに、何も変わらないというわけです。

目標を毎年立てるけど、結局はなにひとつ達成できていない。それは、実は**あなたに能力がないのではなく、単純に「忘れてしまっている」だけ**なのです。

だから、完成図を毎日見て、あなたの行き先を忘れないようにしなければならないのです。

ここでちょっと、脳科学の観点から「忘れないようにする」つまり「記憶に残す」

仕組みについてお話ししましょう。

記憶について考える時に無視できないのが、脳の中で記憶を司っているといわれている**「海馬《かいば》」**という太さ約1センチ、長さ約5センチほどの脳の一部位の存在です。

人間の脳はすべての出来事を記憶するようにはできていません。むしろ「忘れるようにできている」といってもいいほど、記憶に残す情報を選別しているのです。そして、すべての出来事の中から「記憶に残すものかどうか？」を選ぶのがこの海馬です。

海馬が「この情報は重要だから記憶に残すべきだ」と判断した情報は、脳の中の大脳皮質という場所に送られて長期間保存されます。

要は、**「忘れない」「忘れる」は、海馬の判断次第**だということです。

「立てた目標を忘れてしまい、結局いつもと同じ選択をするから何も変わらない」というならば、「自分が今どこに向かっているのか」を海馬に〝記憶に残すべき情報〟として選んでもらい、長期間保存（忘れない）できれば何より、というわけです。

脳の海馬をだまして「思い通り」を錯覚させる

では、海馬は何を基準に「記憶に残す」「残さない」を判断しているのでしょうか？

これも、ここまで読み進めているあなたならピンときているかもしれません。

あなたの脳が最も重要としていることは何だったでしょうか（第2章の冒頭の話）。

あなたの脳が最も重要としていること……それは「死なないこと」でしたよね。

海馬も脳の一部位ですから、記憶に残す、残さない、の判断基準はこれに近いものです。**「生きていくのに不可欠かどうか？」**という基準で判断しているのです。

人間も動物も「死なないこと」「生き残ること」が何よりも最優先事項なので、食料に関することや、身に迫る危険に関する情報が最優先で記憶として保存されます。

このメカニズムを聞いて、あなたはこう思うかもしれません。

「自分の『未来体験シート』には、別に食料に関することも、危険に関することも書いていない。これじゃあ、海馬が重要であると判断してくれないの？」

大丈夫です。たとえ〝生死に関わらない〟ことであっても、海馬が重要な情報だと「勘違い」を起こして、記憶として長期保存してくれる情報があります。

海馬が勘違いして長期保存する情報、それは……。

「何度も何度も、脳に繰り返して送られる情報」です。

何度も何度も脳に同じ情報が送られてくると、海馬は「これは生きていく上で不可欠な情報にちがいない」と勘違いを起こします。つまり、何度も脳に情報を送ることで「これは生死に関わる重要な情報なんだぞ！　記憶に残さないとヤバいぞ！」と、海馬をだますわけです。

そのために、あなたの完成図の画像を毎日見る＝「何度も脳に繰り返して情報を送る」のです。

あなたの周りに起きるすべての出来事を思い通りに変化させていくために、毎日画像を見る習慣を定着させてください。

最大の敵「三日坊主」を科学的に攻略する

「1日1回は毎日画像を見る習慣を始めよう！」

意気込んではみても、なかなか続かない……。

新しいことを始めようと思い立った時につきまとうのが、この**「三日坊主問題」**です。やり始めこそ上手くいっていたのに、気がついたら続けていなかった……という状況です。

「アドバイスされた新習慣を身につけたいのだけど、三日坊主で終わってしまうんです……」

これに関するアドバイスも、私はよく行っています。

結論から先にお伝えしましょう。

「新しい習慣を作りたいのであれば、すでに習慣になっているものに付け加えるだけでOK」

これで、誰でも挫折することなく、しかも努力する必要もまったくなく、新しい習慣が定着します。

なぜ、最初はやる気に満ちあふれていたのに、3日もするとそのやる気もなくなり、行動をしなくなってしまうのか？

東京大学大学院薬学系研究科の池谷裕二教授は著書『のうだま　やる気の秘密』（幻冬舎）で、「三日坊主が起きるのは当然。続けられないのは脳が飽きっぽいから」と述べられています。

「三日坊主」は、脳の仕組みが原因なのです。

もともと脳は、新しい環境や刺激に対して大きく反応して、活性化されるようにできています。ところが、同じ刺激が繰り返されると次第にその活性化は弱まっていきます（これを「順化《じゅんか》」といいます）。

もうおわかりでしょう。

- **新しい習慣を始めた　→　新しい刺激で脳が活性化。やる気満々に！**

・同じことを繰り返す → 脳が刺激に慣れて、活性化せず。

脳が活性化しなくなった後は、「飽きて、面倒になりやめてしまう」もしくは、「面倒くささにも慣れて続ける」というどちらかの結果になります。

「でもそもそも、同じことを繰り返すのが〝習慣〟というものなんだから、脳の仕組み的にも、新しい習慣を定着させるのは難しいことじゃないか」

そのように思うかもしれません。しかし、この脳の仕組みを知った上で逆手に取ることができれば、習慣の定着は誰でもできます。

脳の仕組みを逆手に取った方法、それが先ほど結論としてお伝えした「すでに習慣になっているものに付け加えるだけ」というやり方です。

言い換えれば、**「〝新しい習慣〟を作ろうとしない」**ということ。

何か新しい習慣を始めても、いずれ脳には「順化」が起きて飽きがきます。ならば、すでに脳が飽きたという壁を通り越えて習慣になってしまっているものに、新しくやりたい何かを加えてしまうのです。

0秒で新しい習慣を定着させる方法

たとえばここで習慣化しようとしている「毎日画像を見る」という場合。

ちなみに私も自分の「未来体験シート」を作成し、明確な目的地としての画像集も持ち、毎日画像を見ています。毎日画像を見ることも習慣化されました。

では、どのように習慣化したのか？

三日坊主になるのは、単純に「よし、毎朝この画像集を見るぞ」と意気込むだけ、というパターンです。これでは、3日後には「毎朝画像を見る」ということ自体を「忘れてしまっている」でしょう。

それに対して、「すでに習慣になっているものに付け加える」とは？

まず私は〝毎日〟画像を見るために、「〝毎日〟考えないでも無意識にしていること」を探しました。目覚まし時計を止める、朝起きたら時間を確認する、歯を磨く、シャワーを浴びる、服を着替えるなどなど。そして、これらの**もうすでに習慣になっているものと同時に「画像集を見る」という行動をしただけ**なのです。

一番都合がよかったのが、「自宅のマンションのエレベーターで1階に降りる」という習慣に「画像を見る」を付け加えたものです。マンションのエレベーターに乗るたびに画像集を開く。こういう**「条件づけ（ある出来事が起きたらこう反応するという習慣）」**を確立すると、エレベーターに乗ると自動的に画像集を開くようになるのです。

どうでしょう？　これなら誰でも簡単にできると思いませんか？

さて、あなたは毎日しているどんなことに「画像を見る」という習慣を付け加えられるでしょうか？

ちなみに、それでもなかなか習慣化しなかった場合のための奥の手も、お教えしましょう。

たとえば前述のように「エレベーターに乗った時に画像を見る」と決めても、エレベーターに乗った時にふと〝面倒だな〟という気持ちが湧いてしまうこともあります。

まさに脳の「順化」であり、誰にでも起きることなので仕方がありません。

では、その時どう対処すればいいか？

「ちょっとだけやればいい」のです。

「画像を見る」であれば、あなたの画像集すべてを見る必要はありません。画像を1枚だけ見ればいいのです。

いくら面倒だといっても、1枚だけなら見ることはできるはずです。そう思って1枚だけ見ると、「せっかくわざわざスマホで画像集を開いたんだから、1枚だけしか見ないなんて〝もったいない〟〝もっと見たい〟」という気持ちが生まれるのです。

これは、モチベーションに影響を与えているといわれる、大脳基底核の一部である「淡蒼球《たんそうきゅう》」が体を動かすことで刺激されて、モチベーションが高い状態が作られるというメカニズムによるものです。

たとえば「最初は、やる気がなかった部屋の掃除も、少し片付け始めたら、目につくところが気になりだして、最終的には部屋中をキレイに掃除していた」なんて経験はないでしょうか？　それと同じことです。

最初は〝1枚だけ〟と行動するハードルを徹底的に下げて、「それくらいならやってもいいか」と「動く」ことで「淡蒼球」を刺激し、モチベーションをアップさせる。

結果、2枚以上の画像を見ることができるというわけです。
簡単ですがきわめて科学的な手法でしょう。

ダイエットや筋力トレーニングで「毎日腹筋を30回する」と思っても続かない人も、これを応用すればいいのです。

いきなり毎日30回するのではなく、**腹筋1回だけをやる**ことを続けます。すると、「1回だけなんて物足りない」「もったいない」という気持ちが生まれ、10回、20回やるようになり、気がつけば毎日腹筋を30回やるという習慣が身についているでしょう。

このように、物事を習慣化するには、脳の仕組みを使った科学的な手法を用いるのがベストなのです。

第３章のまとめ

▼実現したいことは必ず「完了形」で書き出す。

▼実現したいことは必ず「測定可能な形」で書き出す。

▼目標が大きすぎると感じるのであれば、「できることが見えるまで」小さく分解する。

▼何をやりたいのかよりも、なぜやるのかのほうが大切である。

▼完成図は「画像」でないと意味がない。自分の人生の完成図（画像）を集めて毎日見る。

▼何度も脳に送られる情報は、生きていく上で、不可欠な情報と海馬が勘違いをして、記憶として長期保存される。

▼新しい習慣を作ってはいけない。今ある習慣に新しい習慣を付け加える。

▼まずは「ちょっとだけやる」で、モチベーションは作られる。

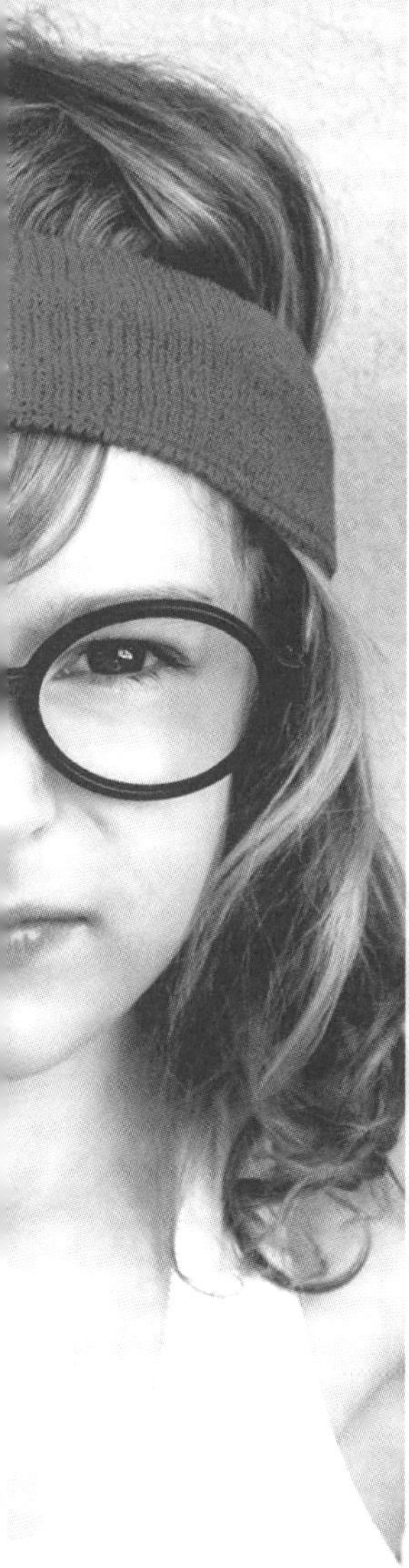

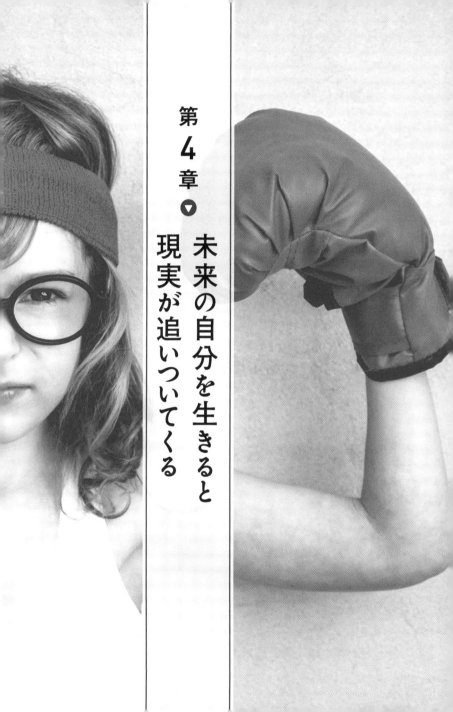

第4章

未来の自分を生きると現実が追いついてくる

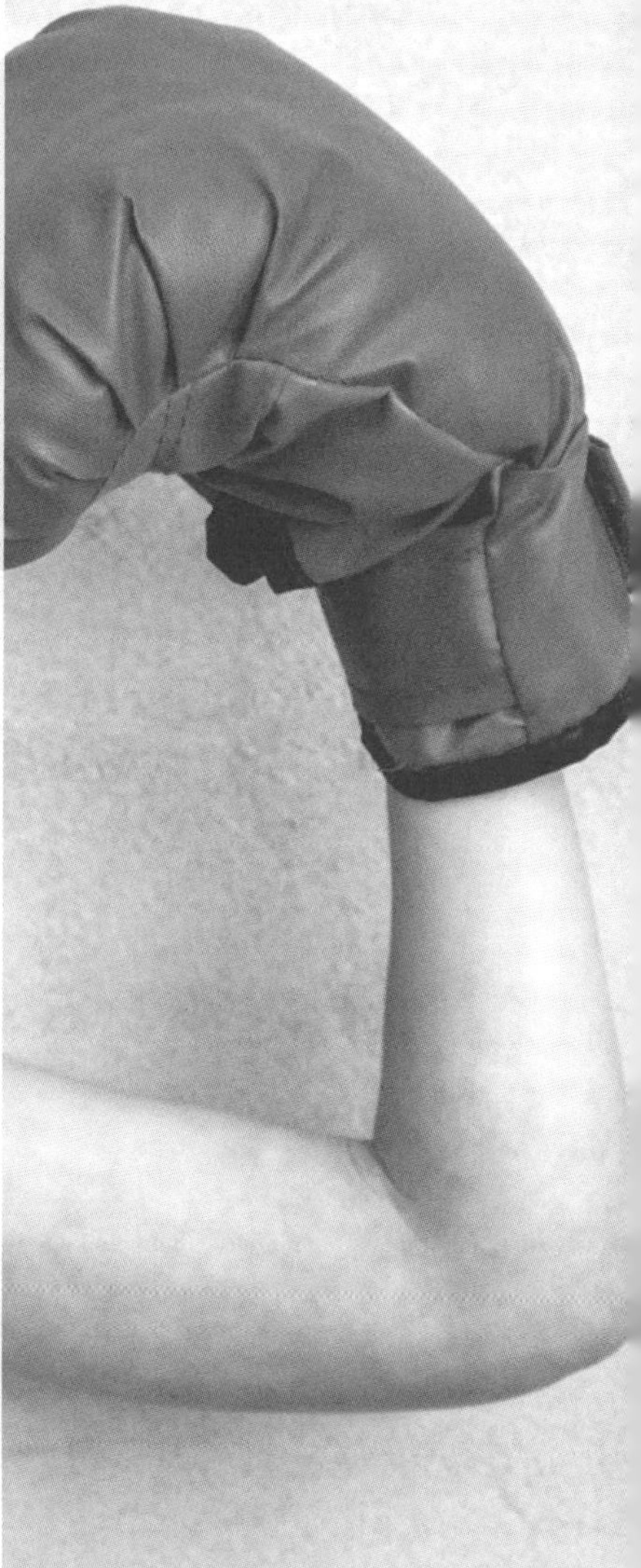

「根拠のない自信」でチャンスをものにする

あなたは、目的地が明確になり、そこに向かってついに進み出しました。そして今、目の前にチャンスが現れたとします。

「自分はそんな目的地にたどり着ける器じゃない。そんな自信はない」

そこで、このように思っていては、人生を変える大きなチャンスであったとしても行動に移せません。

あなたの自己評価が今のまま、つまり〝自己評価が低いまま〟では、どうしようもないのです。

たとえば、こういった事例があなたの周りにもたくさんあるのではないでしょうか？

・自分がやりたいと思っていた仕事に参加できるチャンスがあったのに、「今の自分にはまだ早い」と思い、チャレンジしなかった。
（チャレンジすることで成長してキャリアアップできたかもしれないのに……）

・商談において「私なんかがお客様に高額の提案をしていいのか？」とためらってしまい、結果を出せない。
（お客様は購入する気マンマンだったのに、不安なあなたを見て購入を見合わせたのかもしれない……）

・素敵な洋服や靴があっても、自分には似合わないからと購入するのをためらう。
（似合わないと思っているのはあなただけかもしれない。素敵な洋服を着ることで気分が変わり、行動も変わったかもしれないのに……）

・自分よりも実績がある人が集まる場所に招待されても、自分なんか場違いだと思い、お断りする。

（もしかしたら、そこで人生を変えるチャンスや出会いがあるかもしれないのに……）
・尊敬している人、憧れの人と遭遇したのに、「私なんかが……」と思い、声をかけられなかった。
（自分から声をかけたことからビジネスにつながる、というのはよくある話なのに……）
・素敵だなと思える異性と出会う機会があったのに、「自分なんかが誘っても……」と思って連絡できないまま、それっきりになってしまった。
（もしかしたら、それは運命を変える出会いになったかもしれないのに……）

このように、**「自己評価が低いがゆえにチャンスをものにできない」**という例を挙げたら、キリがありません。

どんなに目的地が明確になっていたとしても、「そこにたどり着ける自分である」

という自己評価が伴っていなければ、つまりは、「○○したい」と思うだけでなく、「○○したい。その能力が自分にはある」という自己評価がなければ、「行動」することはできません。

逆に自己評価が伴っていれば、「○○したい。そして、○○できるだけの能力がある。それなのに、まだそうなっていないのなら、△△の努力をしてみよう。□□の行動をしてみよう」と、**自動的に行動を起こす**ようになります。

私の仕事は、クライアントのさまざまな計画を実現させるため、ビジネスプランを作ったり、プロジェクトを立ち上げたりするものです。

ただし、どんな相談の依頼であっても、必ず行っているのが、クライアント自身の自己評価を今回実現したいと思っていることを成し遂げるにふさわしい自己評価に書き換えることです。

たとえ実現確率が高いビジネスプランや機会を準備しても、当のクライアント本人が「私にはこんなことはできない」と思っていては、行動にブレーキがかかってしまいます。

「自己評価」は自分で書き換えられるもの

では、どうやって自分の今現在の〝低い自己評価〟を書き換え、高めていけばいいか？

まずは「今のあなた自身の自己評価」がどうなっているのかを、あらためて知る必要があります。

第2章で「あなたはどんな人ですか？」という質問をして、あなたの〝今の自己評価〟について少し触れましたが、ここでは、より具体的に「あなたの自己評価を書き換えるために」今の自己評価を見ていきたいと思います。

実際に「書き換える」わけですから、現状を把握する必要があります。 さらにいえば、もしかしたら今のあなたの自己評価は、あなたがたどり着きたい場所、変わりたい自分になるために十分なものになっている可能性があります。

すでに十分な自己評価であれば、わざわざ書き換える必要はありませんし、逆に、書き換えてしまうことで上手くいかなくなることも起きてしまいます。まずは、現在地を知ること。これが、すべてを思い通りにするための第一歩となります。

1．A4の紙を1枚準備してください。または真っ白なノート1ページでも構いません。準備できない場合は、この本のスペースを利用してもOKです。

2．【質問】あなたはどんな人ですか？
制限時間10分間で、この質問に対しての答えを50個以上書いてください。多ければ多いほどよいですが、最低でも50個書いてください。


第2章の質問にさらに細かく答えていただくわけです。

ちなみに、答えとして「間違っている」答えはなにひとつありません。「私は男性／女性です」「私は会社員です」「私は人の話を聞くことが好きな人です」などなど、どんな切り口でも構いません。

それでは、スタート！

さて、50個以上書けたでしょうか？　なかなか大変な作業だったのではないでしょうか？

「自分はどんな人なのか？」……書き出したものをもう一度眺めてみてください。あなたはどんな感想を持ちますか？

現実が自己評価に追いついてくる仕組みとは

さあ、それではここで、さらに1つ質問があります。

【質問】　その自己評価は、目的地に到達した時の自分と同じ自己評価になっていますか？

たとえば、あなたが「未来体験シート」（81ページ）の〝1年後〟の欄に「本を出版した」と書いたとしましょう。1年後、あなたが本を出すことができていたら、その時点でのあなたの自己評価は「(私は)本を出した人である」「(私は)作家である」といったものになるはずです。

「目的地に到達した時の自分と同じ自己評価ですか?」というのは、この場合でいえば**「(今現在の本を出していない時点でも)『本を出版した人』『私は作家』という自己評価になっているか?」**という意味です。

「まだ本を出していないのに〝自分は本を出版した人〟なんて自己評価は持てない」と思いますか?

だからこそ、持つ必要があるのです。

今のあなたが「(本を出していないにもかかわらず)本を出している」という自己評価をします。当たり前のことですが、「自己評価」(本を出している)と「現実」(本を出していない)の間には、ギャップが生まれます。

すると、**あなたの脳はこのギャップを埋めるために必要な情報を集め始めます。**

あなたの脳が「ギャップを埋める情報が最優先」と判断して、次々と「あなたが本を出版するために必要な情報」を認識するようになるのです。

たとえば、すでに本を出版している著者や、出版プロデューサー、出版社の編集者と知り合う機会、参考にすべき本などが、目の前に現れるのです。

ありがたいことに、これが人間の脳の仕組みです。

また、あなたの自己評価が「本を出した人」として確立されていれば、脳が探してきた情報に対して、躊躇なく行動することができるようになります。

つまり、「本を出版する」という1年後に目指していた目的地に対しての「手段」も明確になり、メンタル＝自己評価も揃っているので、目的地に向かって一直線に突き進むことができるわけです。

そうなるためにも、**「今この瞬間」を「今のままの自己評価」ではなく、「未来の自分の自己評価」で生きることがポイント**です。

私自身も「未来の自分を生きる」という言葉で心を強く保つよう意識していました。

これはまさに「今」を「未来の自己評価で生きる」という意味です。

先ほどの例でいえば、1年後の〝もうすでに本を出版した自分〟ならどう発言するのか、どういう行動をするのか、どういう判断をするのか、どう考えるのか、どう情報を集めるのか、どんな場所に行くのか、どんな人たちと付き合うのか、どんな人たちと付き合わないのか、どんなことをやらないのか……を考え、判断して生きるということです。

そうすることで、日常での「今の自分」でしていた選択が変わり、行動が変わり、**「現実が自己評価に追いついてくる」**のです。

これはスピリチュアルな意味での〝引き寄せ〟でも何でもなくて、脳のメカニズムなのです。

「未来の自分を生きる」で金メダルを獲ったボクサー

「今の自分」を「未来の自分の自己評価」で生きるというエピソードでいえば、2012年ロンドンオリンピック・ボクシングの金メダリストである村田諒太《りょうた》選手の話があります。

このオリンピックのボクシングでの日本人の金メダルは、1964年の東京オリンピック以来の48年ぶりの快挙でした。ということは、村田選手がロンドンオリンピックに参加する時点では、48年間、約半世紀も日本人はボクシング競技で金メダルから遠ざかっていたということになります。

しかも、村田選手の階級は、最も選手層が厚く、体格のいい欧米の選手に有利といわれるミドル級（アマチュアの場合、69～75kg）。48年前に東京オリンピックで日本人が金メダルを獲得したのはバンタム級（アマチュア男子の場合、52～56kg）の桜井孝雄選手であり、ミドル級ではこれまで日本人では誰も金メダルを獲得したことがなかったのです。

「日本人にミドル級での金は無理」

これが、村田選手がロンドンオリンピックに臨む前の世間の常識でした。しかし、村田選手はこの世間の常識＝思い込みに流されることなく、オリンピック前にあることをしていました。

「未来の自分で生きること」です。

村田選手の家の冷蔵庫には、1枚の貼り紙がしてありました。

「ロンドンオリンピックで金メダルを獲《と》ることができました。応援ありがとうございました。」

オリンピックに向けて練習している時から、もう金メダルを「獲ったこと」にしていたのです。もちろん、表現も完了形です。冷蔵庫に貼り付けていたわけですから、1日に何回も目にし、記憶として長期保存させていたということになります。

「自分は金メダリストになった。金メダリストなら、どんな練習をするだろうか。金メダリストなら、どんな動きをするだろうか。金メダリストなら、どんな生活を送るだろうか。金メダリストなら、どんな判断をするだろうか。金メダリストなら、どんな発言をするだろうか」

まさに「未来の自分で生きる」＝「行動」するようになったのです。そして、金メダルという現実が、先に書き換えた自己評価に追いついて実現しました。

未来を明文化することで起きる心の動きが大事

では、あなた自身の自己評価の書き換えを進めましょう。

まずは、**「未来の自分」の明文化**です。

ここでは「未来体験シート」の「1年後」に合わせて設定をしていきたいと思います。

あなたの「未来体験シート」の1年後に書き出した明確な目的地、そしてそのイメージとしての「画像集」を見て、自分のゴール地点を明確にしましょう。

あなたの目的地ははっきりとイメージできましたか？

それでは、ここで質問です。

【質問】　1年後のあなたは、あなた自身をどんな人だと思っているでしょうか？

書き方に正解、不正解はありません。

もし、あなたが1年後の姿を「会社員から、独立して年商1億円の会社の社長となっている」と設定していたのであれば、その時の自己評価は「私は年商1億円企業の社長だ」かもしれません。1年後の姿に「毎年家族を1週間の海外旅行に連れていく父親になっている」という設定をしていたのであれば、「私は家族を1年に1回、1週間の海外旅行に連れていく、家族思いの父親である」かもしれません。

それくらいシンプルで構いません。1年後を実現した時、自分の自己評価をどのように持っているでしょうか？　制限時間15分間で書き出してみてください。

さあ、1年後の自分の自己評価を明文化することができたでしょうか。

「本当にこんな自己評価や気持ちで生きることができるかな……」と不安になっている人もいるでしょう。逆に、「こんな自己評価で生きることができたら楽しいな」とワクワクしている人もいるでしょう。

いずれにせよ大切なのは、1年後の自己評価を明文化したことによって**「自分の気持ちが動いている」ということを感じ取ること**です。

何らかの気持ちの動きがあるということは、あなたの「脳」が「新しい刺激」を受け取ってそれに反応しているということ。つまりは〝変化の始まり〟なのです。

自己評価を〝一瞬で〟書き換える「未来体験」

ただし、「1年後の自分の自己評価を書き出したから、あとは自動的に〝今の自分の自己評価〟から〝未来の自分の自己評価〟に変わる」のかというと、それは違います。

「今」のあなたの自己評価は、もう何年、何十年とかけて出来上がったものなので、簡単には変わりません。

そんな簡単には変わらないのですが……それでも、〝一瞬で〟自分の自己評価を書き換える方法があります。

「こうなったらどうしよう、ああなったらどうしよう、上手くいかなかったらどうしよう……」という不安が消え、嘘のように自然と心も強くなり、自分の自己評価が変わり、1年後の自分に向けて自動的に行動を始め、そして現実を変えたクライアントたちを私は何人も知っています。

〝一瞬〟で自己評価を書き換える方法……。

それは、**「体験すること」**です。

あなたが先ほど書いた「1年後の自分の自己評価」を「体験」するのです。

どういうことなのか？

まずは事例を紹介しましょう。

現実への強烈な違和感は未来を生きている証拠

ある20代後半の男性。彼は起業しようと会社員を辞めたものの、10カ月以上無収入の時期が続きました。その後、試行錯誤した結果、1年半後には彼の会社は年商3000万円を超えるようになり、彼の生活も豊かになりました。

ところが、そこから彼の会社の業績は伸びず、業績は停滞してしまいます。特に業績が下がるわけでもなく、かといって伸びるわけでもない。

なぜ、そのような状況になっているのか？　原因を解明するために、彼はマーケティング、経営、販売戦略、WEBページなど自分のビジネスのさまざまな要素を見直し、さらに勉強、研究をしました。しかしながら、状況は一向に改善しない。

そんな時に学び、身につけたのが、**「現実が『自己評価』に追いついている」**という、心理学、脳科学、NLP（神経言語プログラミング）の分野の考え方でした。

彼が会社員から独立する際には、「自分が好きなことで豊かな暮らしをする」ことを実現しようとしました。収入についても「これくらい欲しい」という数値目標を設定していました。そして、「自分はそれを実現できる人間だ」という自己評価も持っていました。だからこそ、1年半後に彼の目標は実現したわけです。

しかし、ここには〝落とし穴〟がありました。

彼は会社員から独立した際に作成した「未来の自己評価」を、1年半後の自分が実現した後は「更新」していなかったのです。

会社員を辞めた直後は「未来の自分で生きる」ことで成功に向けて動いていたのですが、その「未来の自分」が現実になったので、気がついたら、次の「未来の自分」がない。「今の自分」で生きてしまっていたのです。

それに気がついた彼は、自己評価を更新すべく、あらためて「未来体験シート」を作成、「新しい未来の自己評価」を作り明文化し、目的地を明確にする画像を集めました。

そしてさらに、その状態を〝体験〟することを試みたのです。

その体験の1つが、**「自分が住みたいと思う家を内見しに行く」**ことでした。

当時、彼は豊かになり始めていたものの、住んでいる家は会社員を辞めて無収入だった頃のアパートから変わっていませんでした。毎日、忙しく仕事をしていて、「家は寝に帰るだけの場所」だったので、特に気にしていなかったのです。

でも、新たに「未来体験シート」を更新すると、住む場所に関しても理想とする状態が浮かび上がりました。彼はさまざまな勉強によってすでに「体験することで自己評価は書き換えられる」ことを知っていたので、条件の制限なしに今自分が最も住みたいと思う場所を探して、実際にそこを訪れてみました。

ある日、自分が理想とする200平米を超えるマンションを内見に訪れると、そこは玄関だけで当時彼が住んでいたアパートのリビングよりも広かったのです。

彼はまだ1Kの木造2階建てのアパートに住んでいましたから、とてつもないギャップを感じました。これに衝撃を受けた彼は、その後もその家の広さ、眺め、空間を体験しました。

そんな〝未来の体験〟をして帰宅した時に、早速、現実が動き始める兆候が現れたのです。

自分の住むアパートに帰った彼は、「自分が住んでいる部屋は、今日見に行った家の玄関よりも狭い」「こんな状況は嫌だ!!」と、現実に対して強烈な「違和感」を覚えたのです。

そう、**「現実に違和感を覚える」**ということが、自己評価が書き換わった証拠でもあります。

- 自己評価＝自分は広い家に住んでいる
- 現実＝玄関よりも狭い部屋

この差から違和感が生まれます。「違和感」は、自己評価と現実にギャップが生じている証拠。未来の自分で生きることがスタートしている証《あかし》でもあるのです。

結果、彼は会社の業績をさらにまた何倍にもして、理想とする場所に移り住みました。

鋭いあなたならもうお気付きかもしれませんが、実はこの話の「彼」とは、かつての私のことです。

今でもあの時の衝撃は忘れられません。理想とする家を見に行ったら、一歩玄関に入った時点で当時住んでいた部屋よりも広かったので驚愕しました。アパートに帰った後、とても惨めな思いと、こんなところにいる場合じゃないという思いがごちゃまぜになって湧き出たことをよく覚えています。

あなたは今の自分、今の状況に「違和感」を感じていますか？

「自己肯定力」と「自己効力感」のメカニズム

「〝体験〟をすることで自己評価が変わる」

「現実への〝違和感〟は自己評価が変わった証」

このメカニズムについてお話ししましょう。

そもそも、私たちの自己評価とは〝自分の自分に対する評価〟。極端にいえば、他人の意見は関係なく、自分で勝手に決めていいものです。

でも、その勝手に決めていい自分への評価を〝上げる〟ことができない人がほとんどです。

また、「自分が実現したいことに見合った自己評価を作りましょう」といっても、「どんな自己評価を自分に対して持てばいいのかがわからない」あるいは「その自己評価を受け入れられない」という人もいます。

なぜ、そんなことが起きるのか？

それは、自己評価というものが、２つの要素から成り立っているからです。

自己評価を構成する２つの要素とは、「自己肯定力」と「自己効力感」です。

自己評価 ＝ 「自己肯定力」 × 「自己効力感」

「自己肯定力」とは、ひと言でいうと、「どんな自分も認めてあげることができるか」

ということ。もっと簡単にいうと**「どんな自分も自分で好きだと思えるか」**ということです。

上手くいった時に、自分で「俺ってすごい！」「私、エライ！」と思えたり、ミスをしてしまったとしても落ち込みすぎず「それはそれでまた私っぽいよね」と受け入れられる……そういう力のことを自己肯定力といいます。

一方、「自己効力感」とは、物事に対して「自分はできる」と実感できる感覚のことをいいます。つまり**「自分自身の能力に対しての評価」**です。

「こんなことを実現したい」「こんな自分になりたい」「これくらいお金を稼ぎたい」など、自分がこうなりたいということを設定した際に、「自分にはその能力がある」と思える力です。

ちなみに、この「能力がある」という感覚には裏付けは必要ありません。自分自身で「自分ならできる」と思えるかどうか、ということです。

自己肯定力と自己効力感。この２つの掛け合わせにより、自己評価が変わります。

自己評価を変えようとして、新しい自分に適した自己評価を設定しても、心からそうなりたいと感じない時は、このどちらか、あるいは両方が新しい自己評価に対して足りていないということになります。

「こんなことができる自分……別に好きじゃないな」

「こんなことができる自分……いや、自分にはできないでしょ」

そういう思いがあるから、つまり自己肯定力や自己効力感が足りないから、自己評価を上げることができなかったり、目的地に見合った自己評価を受け入れることができないわけです。

そして、この自己肯定力と自己効力感の2つを同時に高める方法こそが、**「体験」する**ことなのです。

- 自分が理想とする状態を体験することで、「こんなことができている自分って好きだな」と自己肯定力が上がる
- 到達したい状況を実際に一度体験することで、目的地のハードルが下がり、「自分

にもできるかも」と自己効力感が高まる
結果、自己評価も高くなるというわけです。

「違和感」こそが実現スタートの前兆である

体験することで自己評価が変わり、現実≠自己評価という状況が出来上がると、現実に違和感を覚えるようになります。

「こんなところにいるのは自分じゃない」

「こんな性格は本当の自分じゃない」

「今の状況のままで満足なんてできない」

こんな感情が湧き出します。

私の場合は、「住みたい家の玄関より狭い部屋にいるなんて、そんなの自分じゃない！」という思いだったわけです。

自己評価が高まり、現実と自己評価の間でギャップを感じる「違和感」が生まれれ

ば、**〝努力することなく〟まるで自動的に自分が行動して現実を変え始めます。**今まで行動するのをためらっていたことでも、それが嘘だったかのように、現実を変えようと行動することができます。

なぜでしょうか？

それはあなたが、あなたの行動の司令塔である「脳」を味方につけたからです。

あなたの脳が「最も大切にしていること」は、何でしたでしょうか？　そう、「死なないこと」でしたよね。あなたの脳は、死なないために常にあなたを「安心できる状態・状況」に保とうとします。前にも書きましたが、これを**「心理学的ホメオスタシス（心理学的恒常性）」**といいます。

ところが、自己評価が変わることで「今の自分」に安心できなくなる。脳は「安心できない＝環境が変わって死ぬかもしれない」と思い、新しい安心できる状態、つまりは新しい自己評価に見合った現実を作り出すために動く指示を出すわけです。

この現実と自己評価とのギャップから生じる「違和感」が生まれていないということは、脳を味方にできていないということです。脳を味方にすることができないと、歯を食いしばって意識的に努力して行動しなければなりません。

これでは、よほど意志の強い人でないと、目標を成し遂げることは難しいでしょう。

モチベーションは絶対に上げてはいけない理由

目的地を明確にして、それを実現しようと思った時に、多くの人がやろうとすることと……。

それは**「モチベーションを上げる」**ことです。

「モチベーションが上がれば行動的にもなるし、目標が実現しやすくなる」

「だからモチベーションを上げるようにしよう」

そう思われがちですが、必ずしもそうとは限りません。

なぜなら、行動が続かない人や目標に到達していない人たちが口にする言葉が、「やる気が出ない」といった類の言葉だからです。

つまり、「上げたモチベーションが下がったら、もう目標達成できない」ということになるのです。

「モチベーションが上がったから行動できる」

「モチベーションが下がったから行動できない」

これでは、あなたが物事を実現できるかどうかは「モチベーション次第」になってしまいます。

「上がった」ものは、「下がる」のです。上がったモチベーションも、いつかは「下がる」のです。だから、**モチベーションは絶対に上げてはいけません。**

実は、目標に向かって行動をし続けるために上げるべきものは、モチベーションではなく、〝上げても下がらない〟別のものです。

それは**「あなたの基準」**です。

「基準を上げること」こそ、すなわち前述の「未来の自分で生きる」ということなのです。

たとえば、あなたが設定している「未来の自分」が、「社内最年少で部長職に就いた」ということだとしましょう。

「よし、最年少部長を目指して頑張るぞ！」というのが、モチベーションを上げるこ

とです。

それに対して「基準を上げる」とは、最年少で部長になる人だったら「どう行動するだろう?」「どう考えるだろう?」「どんな対応をするだろう?」「周りの人にどう接するだろう?」「どんな発言をするだろう?」と考えて行動することです。これは「未来の自分で生きる」ということでもあります。

「基準を上げて行動する」ことは、モチベーションに左右されることなく、いつでもできます。要するに、常に行動できるため、当然その分、現実が変わるスピードも速くなるわけです。

ただし、「基準を上げる＝未来の自分で生きる」ことは、自己評価の影響を受けるのです。

自己評価とは、自己肯定力と自己効力感の掛け合わせでした。基準を上げたとしても、自己評価が低いと、その基準での行動を起こすことができません。ですから、やはり**「人生を変えるのは自己評価である」**といえるわけです。

劇的に人生を変える「未来の自分」へのインタビュー

　ではここで、「体験することにより自己評価を書き換える」ことが、自宅にいながらできるワークをお伝えしましょう。

　これは私が運営している経営者向けのスクールで、実際に経営者に毎回行ってもらうものです。経営、ビジネスのことを学びに来た人も、どんなに素晴らしい経営戦略やマーケティング戦略を学んでも「実行できる自己評価」がないと行動には移せず、ビジネスは成功しないのです。

◆自己評価を書き換えるインタビューワーク◆

＊本ワークは可能であれば2人1組で行うことを推奨します。1人の場合は、インタビュワー役、受け手役を1人で2役担うことでも十分効果はあります。

1．2人1組になり、インタビュワー役とインタビューを受ける役を決めます。

2. インタビューを受ける役は、「未来体験シート」で設定した〝1年後の自分〟を演じてください。「設定した1年後のことをすべて実現した自分」としてインタビューを受けます。

3. インタビュワー役は、インタビューの受け手に対して「どうやって〝1年後の自分〟を実現したのか?」についてのインタビューを進めてください。何を実現したのか? 実現するにいたるまでどんなことが大変だったのか? くじけそうになった時はどんなことが支えになったのか? などなど……。何かの雑誌の特集でその人の成功の軌跡を伺うインタビューのように、〝実現の秘訣〟を根掘り葉掘り聞き出してください。

4. インタビューを受ける役は、もうすでにすべて実現している設定ですから、何を聞かれても大丈夫です。「1年後の実現した自分なら、きっとこんなふうに答えるのではないか」という形で答えてください。実際にあなたがすでにそれを実現しているか、していないかは関係ありません。まだ自分が経験していないことを聞かれたとしても、〝1年後の自分の答え〟を作り出して、演じてください。

5．インタビューの制限時間は10分です。10分経過したらインタビュワー役は最後の質問として、次の質問をしてください。

「それでは最後に、1年前のご自身のようにこれから頑張ろうと思われている方にひと言、メッセージをお願いします」

6．インタビューを受ける役が最後の質問に答えたら終了です。インタビュワー役と受ける役を交代して、再度ワークを行ってください。

これは「実現した自分を体験する」ためのインタビューワークです。私の勉強会やセミナーの際にも、一番盛り上がるのがこのワークです。最初は照れくさそうに話している人も、だんだんと「実現した自分」で話すことに慣れてきて、最後のほうは

「もっと話していい？」というくらい、自己評価＝自己肯定力×自己効力感が高まります。

私はこのインタビューワークを、クライアントに何度も何度も実施していました。何度も何度もやることで、「海馬」に働きかけるようになるからです。

つまりは、「1年後の自分の姿」を脳に長期保存することで、日常のさまざまな場面で1年後の自分の姿が思い出されて、「1年後の自分ならこの場面でこういう選択をする」「1年後の自分ならこう考える」「1年後の自分ならこういう発言をする」というように、**日常でも「基準が上がった」選択と行動をするようになる**のです。

もし、あなたが本当に変えたいこと、実現したいことがあるのなら、このインタビューワークを何度も繰り返すことを強くおすすめします。

このインタビューワークを行い、大きな成果を残した方々の一例では、サロン経営者を対象としてビジネススクールをゼロから立ち上げたいという女性起業家の方がいました。彼女は毎日寝る前に、旦那様がインタビュワー役をしてインタビューワークを実践。その結果、信じられないスピードでカリキュラムと事業の準備が進み、3カ月後には、1年後に設定していた状態になり収入も4倍に。

インタビューを受けるというのは自己評価が書き換わるのと同時に、脳に対して役割を認識させるという効果があります。

私たち人間は「役割」を与えられると自然とその役割を果たそうとします。ある研究調査で、学校の授業で生徒たちが騒いで授業妨害がひどいクラスで、その中心人物に授業のジャマをする生徒を取り締まる役割を与えたところ授業妨害が直ったという事例もあります。

何度もインタビューを受けることで自己評価が変わるのと同時に、自分自身の役割を認識する。そうすることで、確実に日常での選択と行動が変わります。

そのキッカケとなるのが、このインタビューワークです。ぜひ、一度体験してください。楽しくて、病みつきになるはずです。

第4章のまとめ

▼「今」を「未来の自分の自己評価」で生きる。

▼「体験」することで自己評価は書き換えられる。

▼現実に違和感を覚えることが変化の始まりである。

▼自己評価とは、自己肯定力×自己効力感で構成されている。

▼モチベーションを上げてはいけない。上げるのは「基準」である。

▼1年後の自分でインタビューを受けることで自覚が芽生える。

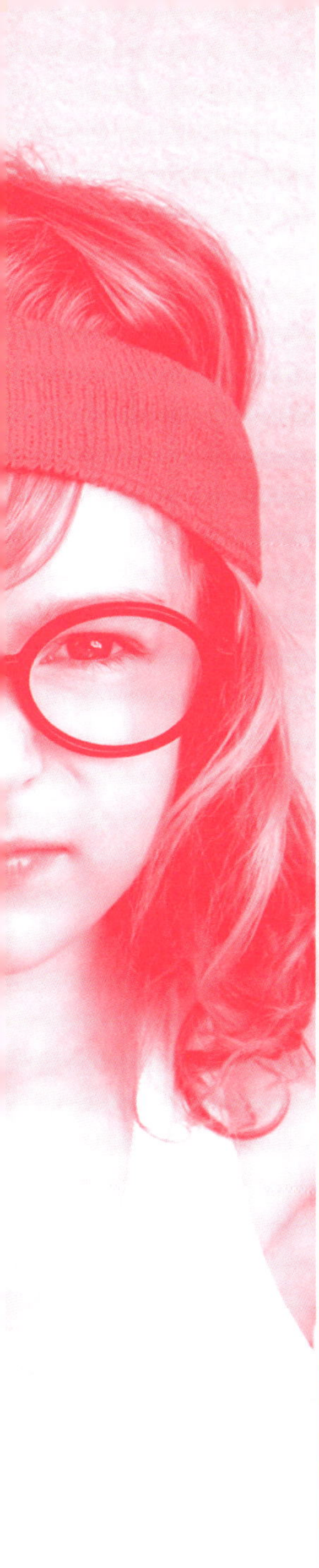

第5章 ▼ アファメーションで正しく心を鍛える

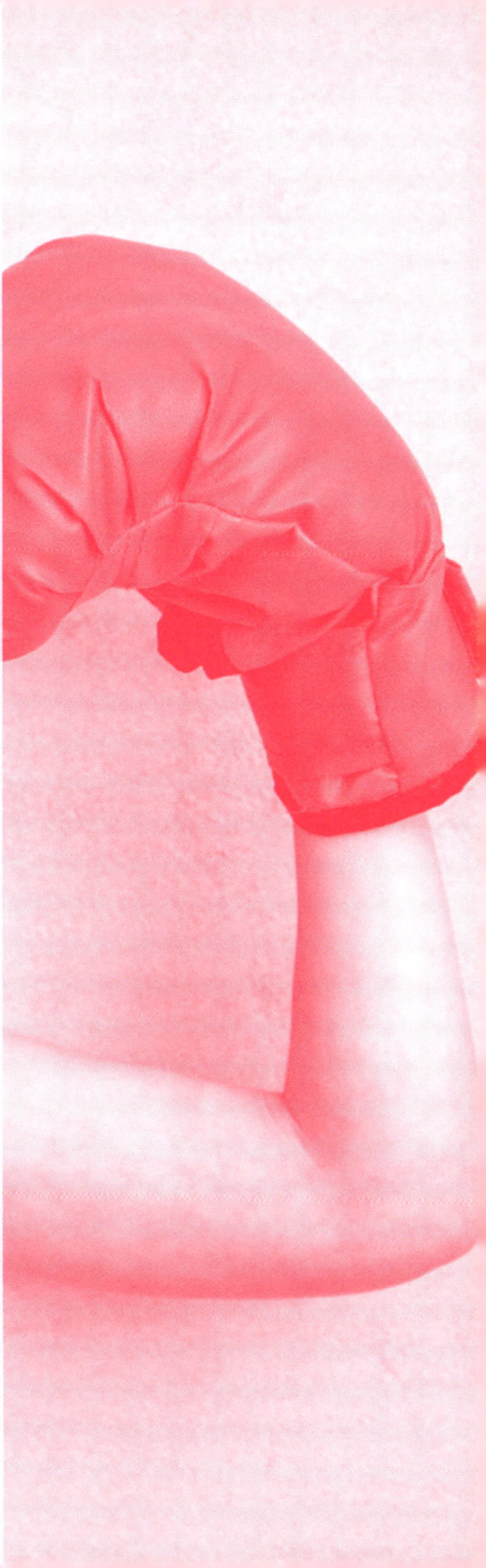

「確信」という名の「思い込み」

今の自分の自己評価を捨てて新しい自己評価に書き換えれば、現実と自己評価にギャップが生じる。

そして、現実に違和感を覚えた脳が、新しい安心状態を現実に作り出そうと「勝手に」現実を変える行動を指示する。

だから、〝自動的に〟物事が実現していく。

この流れを作り出すことができるだけでも十分、現実を変える力はあります。

しかし、ここでさらに、この自動的な変化の流れを強化することができます。

そのために必要なのが**「自分は必ず変化する」「自分は必ず実現できる」**という**「確信」**です。

確信とはすなわち、「固く信じている」「信じて疑わない」という状態。言い方を変えると「上手くいくと〝思い込んでいる〟状態」ともいえます。

ならば「思い込みが作られるメカニズム」がわかれば、確信を〝意図的に〟作り上げることができるということです。

では、思い込み＝確信とはどのように作られるのか？

そのメカニズムをお伝えする前に、「思い込み」が私たちの人生にどのような影響を与えているのかがわかる実話があるので、紹介したいと思います。

なぜ「思い込み」が不可能を可能にするのか

1マイル（＝約1・6㎞）。これを人類が4分以内で走破することは無理だと、何百年もいわれ続けていました。1マイル走競技の歴史を見ると、1923年にフィンランドのパーヴォ・ヌルミ選手が4分10秒3で1マイル走の世界記録を樹立します。これは当時の世界記録を2秒更新するものでしたが、たった2秒の更新でも世界は驚愕しました。なぜなら、このたった2秒を更新するのにも37年かかったからです。

それでもやはり、4分を切ることができなかった。「人類が4分を切るのはやっぱり無理なんだ」という認識が世界中に広がりました。当時このことは「Brick Wall」（れんがの壁）と呼ばれ、「1マイル4分の壁はエベレスト登頂よりも、南極点到達よりも難しい」といわれていました。

そんな背景の中、イギリスで医学生ランナーのロジャー・バニスターという選手が現れます。彼もまた果敢に1マイル4分の壁に挑むのですが、やはりなかなか記録は伸びませんでした。

「1マイル4分を切るのは無理なのか……」そう思い込んでいたところ、バニスターは視点を変えることにしました。

彼は「もう4分を切ることを目指すのはやめよう。これからは自分の記録を毎回16分の1秒（＝0・0625秒）縮めることだけを目標としよう」と考えました。毎回たった16分の1秒ずつタイムを縮めることはそんなに難しくない。これを繰り返していけば、いつかは4分も切れる。つまりは、乗り越える壁を、4分という〝人類には不可能といわれているとてつもなく大きな壁〟から、**たった16分の1秒という〝これならできると思える壁〟に変えた**わけです。

結果、16分の1秒ずつ更新することは容易《たやす》く、最終的に1954年5月にバニスターは3分59秒4という、人類初の1マイル4分の壁を破る世界記録を樹立したのでした。

ただし、4分10秒3という前の世界記録からここまでは31年かかっています。それくらいこの「4分の壁」というのは、人類が越えるには非常に大きな壁だったわけです。

ところが……。

バニスターが「1マイル4分の壁」を破ったことで、それまで世界で思われていた「人類が1マイル4分を切るのは不可能である」という「思い込み」が崩壊しました。

「あれ？　実は4分切れるんだ」となったわけです。

すると、バニスターが4分の壁を破ってから1年以内に、4分の壁を破る選手がなんと23人も現れたのです。

「絶対できない」と思い込んでいたものが「いや、できるんだ！」とわかった瞬間に、

何百年もできなかったことができるようになったわけです。

この話は、心理的な思い込みがあなたの人生にどのような影響を及ぼすのかを知るのに、とてもわかりやすい例だと思います。

この「1マイル4分の壁」の話では、「いい思い込み」と「悪い思い込み」が存在しました。

「いい思い込み」とは、あなたのパフォーマンスや今を変えてくれる思い込みです。バニスターが4分を切ったことにより世界中に「できるんだ」という視点が生まれて行動が変わり、結果も変わった部分です。

悪い思い込みとは、自らのパフォーマンスを制限する思い込みです。全世界が「1マイル4分の壁を破るのは人類には不可能」と思い込み、世界はその通りになってしまっていたという部分です。

あなたの日常にも、少なからずこの「いい思い込み」と「悪い思い込み」が存在するはずです。

でもここで重要なのは、人類には不可能だといわれていたことでさえ、**「思い込み**

が変わると実現できる」ということです。

ならば、**意図的にあなたの「今の思い込み」を変えることができれば、あなたの「今」も変わる**ということになります。

「思い込み」が生まれるメカニズムを理解する

では、人に「思い込み」が生まれるメカニズムを解明していきます。

①**体験**：私たちは日常でさまざまな出来事を**「体験」**します。

ロジャー・バニスターの話でいえば、バニスターが「アスリートとして1マイル4分の壁に挑戦はするものの、やはりなかなか記録を更新することができない」という体験です。

②**考え方**：さまざまなことを「体験」することによって、「これはこういうものなんだ」という考え方が生まれます。たとえば、何かをして怒られたとしたら、「これは

やってはいけないことなんだ」という考え方が生まれる。何かをして人に喜ばれたら、「これは喜ばれることなんだ」という考え方が生まれる。**私たちは体験を通して何百、何千、何万という考え方、思考を自分の中に作り出しています。**

バニスターの話でいえば、「やっぱり4分の壁を破ることはできなかった」という体験から、「1マイル4分の壁を破るのは難しい」という考え方が生まれました。

③視点：体験により「○○とはこういうものだ」という無数の考え方が生まれると、私たちはこの考え方に基づいて世の中を見ます。そして**「そんな自分の考え方が正しい」と裏付ける情報ばかりを探すようになります。**

「1マイル4分の壁を破るのは難しい」という考え方から世の中をそういう視点で見るようになると、「あの人も更新できなかった」「今回もダメだった」と、できない情報ばかりを集めるようになります。

④感情・思考：そして今度は、**自分の視点にふさわしい感情や思考が生まれます。**

「あぁ、やっぱり無理なのかなぁ……」「難しいよね……」「どうせ無理だよね……」

といった感じです。

⑤**行動**：**生まれた感情や思考にふさわしい行動をします。**1マイル走の例でいえば、練習方法や練習量、日常の過ごし方にも影響が出るということです。「難しいよね」「どうせ無理だよね」という感情・思考での行動で練習しても、1マイル4分の壁を越えられるわけがありません。

⑥**結果**：**行動にふさわしい結果が出ます。**「1マイル4分を切れない」という結果です。

⑦**強化**：「1マイル4分を切るのは難しい」という考え方を持ち、視点、感情・思考が生まれ、行動をする。そして「4分を切れなかった」という結果が生まれると、その後は「やっぱり自分の考え方は正しい」と、**考え方が〝強化〟されます。**

この①〜⑦の一連の流れを繰り返すことで、どんどん「1マイル4分を切るのは難しい」という考え方が何回も何回も強化されてしまう……確信になってしまうわけです。

これが「思い込み」のメカニズムです。

思考が現実化する本当の理由とは

全世界に「人類には1マイル4分を切るのは不可能」という思い込みが出来上がっていた中で、バニスターはなぜ4分を切ることができたのか？　さらには、バニスターが4分の壁を破った後、なぜたった1年のうちに23人もが4分の壁を破ることができたのか？

それも、この思い込みが作られるメカニズムで分析することができます。

まずバニスターが最初に行ったのが、②**「考え方」**を変えることでした。「4分の壁を破る」という考え方から「16分の1秒ずつ更新することならできるのではないか？」という考え方に変えました。

このことで③「視点」が変わります。「16分の1秒だけタイムを縮めるのであれば、何をしたらいいのだろうか？　何ができるのだろうか？　どんなことを心がける必要があるのか？」という視点で世の中を見始めます。

すると「何かできるんじゃないか？」「おお！　これくらいならできる！」という④「感情・思考」が生まれます。

そして、その感情にふさわしい練習や試合当日に向けての準備、過ごし方などの⑤「行動」をする。やがて、⑥「結果」として16分の1秒だけでも縮まると「やっぱり縮まるんだ！」「不可能ではないんだ！」と、考え方が⑦「強化」される。

そうなると、「さらに何ができるか？」と行動する。やっぱりできた！

こうして「できるという思い込み」が形作られ、そのいい思い込みが確信になるわけです。

このようにバニスターが1マイル4分の壁を破ることで、他のアスリートは「1マイル4分を実際に破る選手が現れた」という①「体験」をします。この体験により、「あれ？　1マイル4分って実は破れるんだ」という②「考え方」が生まれ、「そのためには何をすればいいのだろう？」という③「視点」に切り替わります。そして「できるかもしれないぜ！」という④「感情・思考」にふさわしい⑤「行動」をすることにより、今までと違う⑥「結果」が生まれることになったわけです。

何かを実現させようとした時、今の現実を変えようと思った時、その根本は「考え方」にあるわけです。「考え方」といっても、それは単純な精神論としてではなく、人間のメカニズムの一部であるということがおわかりになったと思います。

考え方から端を発して生まれた「いい思い込み」がさらに考え方を強化することで、結果も変わるのです。

言葉の力によって思考を変えていく

あなたのすべての思い込みは「考え方」が根本になっている。

では、その「考え方」をどう変えていくのか？

その有効手段の1つに**「アファメーション」**があります。

アファメーションとは、自分自身に**「肯定的な言葉で宣言する」**ことをいいます。宣言……つまり〝はっきりと誓う〟ということですね。

自分自身に対して肯定的な宣言をすることで、自分の「考え方」に影響を与え、感情・思考をコントロールするというのが狙いです。

「自分はこういう人間だ」「こういうことを実現する」などの言葉を唱え、何度も自分の脳に投げかけ（宣言）、「考え方」を強制的に変える……**言葉の力によって思考を変えていく**わけです。

では、ただ単純に「肯定的な言葉で宣言する」だけでよいのかというと、そういうわけではありません。

実は、アファメーションを行うことで自動的にすべてを思い通りにする人もいれば、まったく変化を感じられないという人もいるのです。

そこにどんな違いがあるのか？　まずはアファメーションを行う上での注意点、正しいアファメーションのポイントを紹介しましょう。

ポイント1　「現実的な目標を宣言する」

どんな内容を宣言するかによって、効果は大きく変わってきます。あまりにも現実と懸け離れた内容だと、どんなに肯定的な言葉で宣言していても、心の中で「それは無理だと思う」という気持ちが生じてしまうからです。また、現実と懸け離れた内容のアファメーションを行うと、アファメーションによる変化を起こす上で重要になる**「内側からの変化への意欲」**が湧いてきません。

「現実的な目標」とは、あなたが実現した状態を想像できる目標、自分なら実現できなくもないと思える目標のことです。イメージとしては、実現できる確率が50％くらいの内容です。

仮に、現在年収４００万円の人がアファメーションで「私は年収１００億円である」と宣言したとしても、億万長者の人がどんな思考で、どんな行動をしているのか、どんな人付き合いがあり、どのようなお金の使い方をしているのか……といったことは「想像できない」はずです。また、年収４００万円からある日突然年収１００億円になるというのも、現実的に心から信じられるかといわれると……。

あまりにも実現不可能なのではないかと自分自身も思ってしまう内容は、逆に行動意欲を減退させてしまうので、アファメーションする内容は現実的な内容にする必要があるのです。

ポイント2「肯定的な言葉で宣言をする」

アファメーションは「肯定的な言葉のみ」効果があるといわれています。否定的な言葉での宣言は効果がありません。これは、人間の脳が「否定語」を認識できないという特徴があるからです。

たとえば、「ライオンをイメージしないでください」といわれたら……あなたはまずライオンをイメージしてしまうはずです。**「しないでください」という、行動を否定する言葉を脳は認識できない**からです。

これをアファメーションに置き換えた場合……。

仮に、あなたの実現したいことが「タバコをやめること」だったとしましょう。その際に、「タバコを吸わない」というアファメーションでは、効果がない、ということです。何かをしない、という言葉を脳は認識しない、つまり「タバコを〝吸わない〟」というたびに、タバコを〝吸っている〟自分をイメージしてしまうのです。

「タバコを吸わない」ではなく、「私はノンスモーカーになった」……これが脳のメカニズムに合った効果的な言葉なのです。

「○○をしない」「○○をやめる」というアファメーションは、意味がありません。

ポイント3「現在完了形の言葉で宣言をする」

アファメーションで唱える言葉を決める際に、絶対に外してはいけないポイントがこの「現在完了形で宣言をする」ということです。

たとえば、「私はお金持ちになる」ではなく「私はお金持ちである」という表現……これが現在完了形の言葉です。**〝もうすでにその状態である〟**ということが重要なのです。

「お金持ちになる」という表現には、「今はまだお金持ちではない」という意味合いも含まれています。仮に何度も「お金持ちになる」と宣言を繰り返すと、それは自分に対して「私は今はお金持ちではない」という自己評価、考えを何度もインプットすることになってしまうのです。

そして、「私は今はお金持ちではない」という視点で世の中を見るようになり、それを裏付ける情報ばかりを収集するようになる。そうすると、それにふさわしい感情・思考が生まれ、それにふさわしい行動をして、「私は今はお金持ちではない」という結果が生まれる。やがて、「やっぱり私はお金持ちではないんだ」と考えが強化されてしまいます。

つまり、自分をよりよくしようと思って始めたアファメーションが、結局、自分自身の変化を強力に止めてしまうことになるわけです。

正しいアファメーションの絶対条件……**「私は○○である」という現在完了形を忘れないでください。**

ポイント４「臨場感が伴うイメージを作り上げる」

アファメーションで唱える言葉ができたら、その言葉が実現している場面のイメージを作り上げてください。

あなたが唱えるアファメーションの内容が実現した時……あなたはどこにいるのか？　何を手にしているのか？　どんな景色を目にしているのか？　誰といるのか？　何を話しているのか？　周りに人がいるのであれば、その人たちはどんな表情をしているのか？　あなたに対してどんな言葉をかけているのか？　その時あなたはどんな気持ちなのか？……などです。

アファメーションにより現実が自動的に変わるまでには、次の3つのステップを踏みます。

①アファメーションをする
②アファメーションにより「現実を変えたい」という感情（欲求）が生まれる
③現実を変える行動を自動的に起こし始める

なぜアファメーションで「臨場感が伴うイメージを作る」必要があるのかといえば、それは、臨場感が伴うイメージは②の「『現実を変えたい』という感情」を作り出すからなのです。

脳は細部まで鮮明にイメージを作ると、それが現実に起きた時と同じような生体反応を起こします。

たとえば、今からいうことをイメージしてみてください。

「右手を目の間に指を広げた形で差し出してください。そして、手のひらをじっと眺めてください。次に、その手のひらの上によく漬かった梅干しが10個山盛りになっていることをイメージしてください。梅干しの山が、あなたの手のひらの上に山盛りになっています。梅干しの汁があなたの指と指の間から漏れていきます。梅干しの香りもしてきました。今からあなたには、この梅干しの山をひと口ですべて食べてもらいます。さあ、準備はいいでしょうか。それでは手のひらの梅干しを口に運んでください」

いかがでしたでしょうか？　唾液が出てきたという人が多いはずです。

実際に山盛りの梅干しを食べたわけではなく、あくまでもイメージの中で食べただけ。でも、細部まで鮮明にイメージしたことにより、私たちの脳はそのイメージに対して反応して唾液を分泌する、というわけです。

これをアファメーションに置き換えると、イメージを鮮明に作り上げることでその状況を体験すれば、実現した時の感情＝生体反応が生まれる。そして、その感情が、実現したいという欲求を生み出し、行動力を生み出す……というメカニズムになるのです。

単純に言葉を唱えるだけではなく、臨場感を伴うイメージを作り上げることが、アファメーションで現実を自動的に変える速度を速めるポイントでもあるのです。

ポイント5「朝と夜、30秒のアファメーションを繰り返す」

- まずは、あなたの「実現したい」自分が実現した際の鮮明なイメージを思い浮かべましょう。
- そのイメージを体験したら、紙にアファメーションの言葉を書きます。
- そして最後に、鏡の前に立って自分自身の目を見て宣言をしましょう。

ここで一番重要なのが**「毎日繰り返す」**ということです。前述のように、脳は「何度も送られてくる情報」を重要な情報だと認識します。自分にとってこのアファメーションの内容は重要であると脳に認識させる唯一の手段が、「何度も繰り返す」ということです。

「実現するまで繰り返す」

この要素が欠けていては、他の4つのポイントを実践していたとしても、アファメーションによる変化が起きることはないでしょう。

やっぱり「紙に手書きする」が最強である理由

ただ口に出して宣言するだけではなく、アファメーションの言葉をわざわざ「紙に書く」ということも、とても重要です。ここでは**「手で書く」**というのがポイントです。

アメリカのある大学で、目標達成率についての実験が行われました。目標を手書きした時の達成率と、キーボードでタイプした時の達成率を比較するという実験でした。実験の結果として、手書きした場合のほうが、キーボードでタイプした場合と比較して42％も達成率が上がることがわかりました。

私たちが文字をキーボードでタイプする時に必要な指の動きは8種類しかないといわれています。ということは、タイピングをしている時、私たちの脳はこの8つの動きに対応する部分しか使っていない＝刺激を与えていないということになります。

一方で、手書きをする時の私たちの指の動作は1万種類あるといわれています。脳も1万種類の動きに対応する部分を使うということになります。

つまり、**脳に与える刺激が圧倒的に違う**わけです。手書きをすることで、脳が何カ所も何カ所も刺激を受け「これは重要な情報だ」と認識する……これが目標達成率に大きく影響しているのです。


また、1979年、アメリカのハーバード大学では「目標を紙に書く」ということについて興味深い調査が行われました。

ある教授が学生たちに、自分の目標を持っているかどうかを質問しました。その結果は次の通りでした。

84％の学生は、目標を持っていない。

13％の学生は、目標を持っているが紙には書いていない。

3％の学生は目標を持っていて、それを紙に書いている。

目標を持っている学生は、たったの16％しかおらず、目標を紙に書いている学生となると、たったの３％だけという結果でした。

しかし、この調査はこれがすべてではありません。むしろ、ここがスタートだったのです。

調査をした時から10年の月日が流れ、卒業生たちはさまざまな職業に就いていました。その教授は、10年前の調査に参加した元学生たちに再びアポイントを取りつけ、ある調査をしました。

すると、次のような驚くべき結果を得ることになったのです。

元学生全員の年収を調べると、目標を持っていた13％の元学生の平均年収は、目標を持っていなかった84％の元学生の約２倍となっていたのです。

これだけでも目標を持つことの力の大きさがわかると思いますが、この調査が今もなお語り継がれている理由は、そこではありません。

さらに驚くべきことに、**目標を紙に書いていた3%の元学生の平均年収は、残り97%の人たちのなんと10倍になっていたのです。**

この調査結果に対する解釈はさまざまな捉え方ができるでしょう。紙に目標を書きさえすればいいのか、というと、そういう問題だけではありません。しかしながら、偉業を成し遂げた人物や成功を収めている人物の話の中に、目標を紙に書き出し常に持ち歩いていたり、机の前や寝室の壁に貼り出していたという話が多いのもまた事実です。

では、なぜ目標を紙に書くことが有効なのか？

まず1つ考えられるのは、先ほどの手書きとタイピングの例のように、**脳に対しての刺激を与えるレベルが違う**ということです。

また、目標を紙に書くという行為は、頭に描いていることを具体的に言語化するという工程が必ず必要になります。実際に紙に書いてみようとすればわかりますが、十分に考えられていないこと、自分がイメージできていないことを言語化するのは、とても難しい作業なのです。

つまり、紙に目標やアファメーションとなる言葉を書き出せる、ということは、自分の中で、実現したいこと、目標が明確になっているという証なのです。

さらに、紙に目標を書いて貼り出すことで、毎日目にすることになり、目的地、すなわち「自分が今どこに向かっているのか？」を忘れなくなるという効果もあります。

理想的なアファメーションの手順について

これらを踏まえた上でのアファメーションの理想的なやり方は、次のようになります。

①実現したイメージを思い浮かべる
②イメージを体験したら、紙にアファメーションの言葉を書き出す
③最後に鏡の前に立ち、自分の目を見て宣言をする
④これを「毎日繰り返す」

最後の**「毎日繰り返す」**ということが大きな壁となる方も多いでしょう。
しかし、とにかく毎日繰り返して、何度も何度も自分自身の脳に、「今ここを目指しているのだ」と認識させせないと変わらないのが、すべての行動の元となる私たちの感情・思考、考え方なのです。

私たちの脳が一番嫌うのは、「変わること」。私たちの脳が最優先するのは「死なないこと」であるというのは、これまで何度もお話ししました。今の状態で不都合なく生きることができているのであれば、脳は変化を嫌い、考え方を変えようとはしません。

だからこそ、**「毎日繰り返す」ことで、脳にあなたの実現したいことを最優先させる**のが、変化をもたらす上で最も重要なポイントなのです。

新たな習慣を作り、それを定着させることは簡単ではありません。これは第3章でお話しした通りです。

そして、「今すでにある習慣に付け加える」ことが新しい習慣を始める秘訣だ、ということもお伝えしましたね。

では、アファメーションもこれと同じように、「すでにある習慣に付け加える」という形にすれば、毎日自動的に行うようになるのか？

答えはイエスです。

ここで、自分自身が毎日行うことを挙げてみてください。どんなことがあるでしょうか？

【あなたが毎日行っている習慣は？】

朝起きたらカーテンを開ける、シャワーを浴びる、コーヒーを飲む、歯を磨く、顔を洗う、着替える、ネクタイを締める、化粧をする、エレベーターに乗るなど、さまざまなことがあるでしょう。これらの毎日することの中で、「アファメーションをする」ということを加えられるものをピックアップして、あなたにとって最適なものを選択してみてください。

パスワードをアファメーションの言葉に変える

ここでさらに、毎日自動的に意識することなくアファメーションを行えるようにする、いわば〝セーフティーネット〟ともいえるアファメーションの方法をお伝えしておきます。

突然ですが、あなたは自分のパソコンのパスワードをどのように設定しているでしょうか？　自分の誕生日や誰かの誕生日……〝すぐにわかるもの〟というだけで設定しているのであれば、それを**「自分の目標」に変更する**ことを強くおすすめします。

1日に、パソコンのパスワードを何回入力しているでしょう？　何度も入力しているという人が多いはずです。パソコンのパスワードを自分のアファメーションの言葉にすれば、努力することなく「わざわざ」アファメーションの時間をとることなく、毎日自分自身のアファメーションの言葉を何回も自分にプログラミングすることができます。

実際に、私がアドバイスをした経営者、起業家の方々も、この方法で自分が実現したいと思うことを手に入れてきました。会社の売り上げ規模をこれくらいにする、お客様の数をこれくらいに増やす、こんな場所にオフィスを構える、こういう媒体に取り上げられる、年収がいくらになる……といったビジネス関係のことから、奥さんに優しくする、毎日子供との時間をこれくらいとる、本を出版する、健康になる、旅行する……など、あらゆることに有効です。

「自分の目標を何度も打ち込む」ことで、あなたの行動は自分の目標のためのものとなります。ぜひ、この仕組みを利用しましょう。

「やめるべきことを捨てる」という思考法

アファメーションは、自分自身の目標を自分自身にプログラミングして新しい行動を促す、というアプローチです。

そしてさらに、すべてを自動的に実現していく状況を作り上げるには、新しい行動を作り出すのと同じくらい重要なことがあります。

それは、「あなたの実現したいことにつながらない思考、選択、行動をやめること、なくすこと」です。

つまり、〝やめるべきことを、やめる〟ということ。

どんなにあなたにとってプラスになることを始めても、マイナスになることを継続していては、プラスマイナスゼロ。変化は生まれません。

あなたの実現を妨げる〝やめるべきこと〟は、「自分にはできない」という思考です。

「自分にはできない」「あの人だからできるんだ」……そんな思考があると、人間の脳は「自分にはできない理由」を探し始めて、「できない」「難しい」という思考の裏付けを始めてしまうからです。

これは第2章でお話しした、心理学でいう「カラーバス効果」というものです。「あなたの周りに赤いものはいくつありますか?」といわれれば、赤いものしか目に入らない、周りにあった黄色いものはまったく覚えていない、というものです。脳は、使う言葉によって認知する情報が変わるのです。

カラーバス効果は、自分自身に対しても有効。「自分が使う言葉」によって、あなたの脳が認知する情報が変わります。

「できない」「難しい」という言葉を使っていると、あなたの脳はたとえ目の前に「できる理由」「解決手段」が転がっていたとしても、「できない」「難しい」を裏付ける情報を認知してしまいます。

だから、あなたが自分に起きる出来事が〝自動的に変わった〟と実感したいのであれば、あなたの使う言葉を変える必要があります。**使う言葉を変えるだけで、あなたに舞い込んでくる情報は驚くほど変わるのです。**

たとえば、私がプロデュースしたあるフリーアナウンサーの「話し方講座」は、一般的にイメージする「発声」や「話し方の基本」を学ぶ講座とは大きく違います。メインテーマを「言葉を変えることで人生を変える」としているのです。

開催した講座は常に満席で、経営者、起業家、OL、主婦、ミス・ユニバース参加者、女優、美容モデル、テレビ局プロデューサーなど、開講からわずか1年で150人を超える受講希望者が殺到しました。

この講座に受講希望者が殺到していることには理由があります。この講座を受講した方々が自分の言葉を変えたことによって、実際に自分を変え、自分の人生を変えているからです。

テレビドラマへの出演が決まった。夫への愛情を取り戻した。大学での講演が決まった。希望していた部署で正社員として採用された。会社内での大規模プロジェクトに抜擢された。同期で最も早く昇進することができた。連続で営業成績全国ナンバーワンになることができた。自分のことを好きだといえるようになった。愛する人との結婚が決まった。1億円の契約を獲得した。

言葉を変えることによって人生を変えた受講生の成功事例は、キリがありません。

「使うべき言葉」を明らかにする6つの質問

では、いったいどんな言葉を使い、どんな言葉を使わないようにすれば、あなたが実現したいと思っていることが自動的に手に入るのか?

まずは「使うべき言葉」についてです。
あなたが使うべき言葉は、次の質問によって明らかになります。

質問1　あなたが実現したいことをすでに実現している人は誰ですか？（複数可）

質問2　質問1で選んだ人の中で、あなたが最もその人のようになりたいと思うのは誰ですか？

質問3　質問2で選んだ人の口癖、よく使う言葉はどんな言葉ですか？（推測で構いません）

質問4　質問2で選んだ人が困難にぶつかった時には、どんな言葉を発していますか？　どんな言葉を発すると思いますか？（推測で構いません）

質問5　質問2で選んだ人がいまだかつて体験したことのない事柄に挑戦する時に、

心の中で自分自身にどんな声をかけていると思いますか？（推測で構いません）

質問6　質問2で選んだ人が使わない言葉はどんな言葉だと思いますか？（推測で構いません）

質問3〜6の答えは推測で構わないのですが、それでも、あなた自身が日常で使っている言葉とは大きく違っているのではないでしょうか？

質問3〜5で出てきた言葉が、まさにあなたが自動的にすべてのことを実現するために使う言葉となります。

一生使わないと決める「捨てる言葉」とは

では、あなたが捨てる言葉（＝使うべきではない言葉）はどのような言葉なのか？

これは先の質問6で少し触れていますね。質問6で出てきた答えは、あなたが目標とする状態になった人が「その言葉を使わないから」こそ、理想とする状態でいられる言葉です。ここに挙がった言葉をあなた自身が日常で使っているのであれば、今すぐ使うのをやめる必要があります。

また、質問6とは別に、自分の叶えたいことを実現した人、自分自身を理想とする自分に変えた人が共通して使わない言葉があります。私のクライアントにも、そして私自身にも、「禁止ワード」として使うことを禁止しているものです。

その言葉とは、次の5つです。

「でも」
「だって」
「わからない」
「難しい」
「できない」

「でも」「だって」は自分がやらない理由、行動しない理由につながる言葉です。

この2つの言葉の後には常に、挑戦しないこと、行動しないことを正当化する内容が続きます。挑戦しないこと、行動しないことを正当化する内容が続くということは、この言葉を使わなければ、そのような内容を発することが少なくなるということ。つまりは、自分自身の挑戦や行動をやめるような内容を口にして、挑戦、行動をやめるインプットを自分にする機会を回避することにつながります。

「わからない」「難しい」はあなたの思考を止める言葉です。

「わからない」から考えなくていい。「難しい」から考えなくていい……。「どうやったらできるようになるか？　どうやったら実現することができるのか？」と解決策を探すことをやめてしまう指示を出してしまうのが、この2つの言葉です。

あなたが成し遂げたいこと、実現したいことは、今までしたことがない事柄ではないでしょうか。つまりは、自分の中に実現の解決策を持っていないことが多いということです。

そんな時に、この「わからない」「難しい」という言葉を使っていては、実現のための解決策も見つかりませんし、見つけるための行動も止まってしまいます。

「わからない」「難しい」という言葉を使ってしまったら、あなたの脳は「わからない」ということを裏付ける情報と「難しい」ということを裏付ける情報を認識するようになってしまうからです。

そして最後に、「できない」という言葉。

もはや説明をするまでもありませんが、**「できない」という言葉を使うと、あなたの脳は自動的に「できない理由」を探します。**

面白いことに、「できない」といっている人に「できるようになるとしたら、どんなことをすればいいですか？」と質問を投げかけると、途端に「できるようになるためには何をすればいいのか」という答えが返ってきます。それくらいシンプルに、使う言葉によって自分自身が探す情報も思考も変わってくるのです。

この問いかけは自分自身の思考をコントロールするだけではなく、職場でのマネジメントにも応用することができるはずです。「できない」といっている部下の使う言葉を変えるだけで、案外シンプルに業績が改善したという事例もあります。

あなたが使う言葉で自動的に、あなたの脳をすべて実現できる環境に作り上げる。

そのためには、6つの質問で浮かび上がった使うべき言葉を使い、**捨てるべき5つの言葉「でも」「だって」「わからない」「難しい」「できない」を禁止にする。**

この、使う言葉という環境を整えるだけで、あなたの身の回りにこれまで認識することができなかったチャンスや機会が訪れることになるでしょう。

そして、言葉を変えることで訪れた新しいチャンスや機会によって、あなた自身が実現したかったことにまた一歩近づくことになるのです。

「付き合う人で人生は変わる」は本当なのか

あなたがすべてを思い通りに実現したいのであれば、「環境」を味方につける必要があります。環境はあなた自身が意識していようがいなかろうが、あなたの脳に自動的に影響を与える要素だからです。

これまでお話しした「言葉」も、環境の1つです。「使う言葉」という環境を整えていれば、1日に何万語も自分に肯定的なプログラミングを行うことができます。しかし、環境を整えず「使うべきではない言葉」を使っていては、時に1日何万語も「できない」「難しい」など否定的なことを、気がつかないうちに自分自身にプログラミングしてしまっているのです。

「言葉」と同様に、あなたが整えるべき環境があります。

それは、**「あなたが付き合う人」**です。

「付き合う人で人生は変わる」という言葉を、あなたも聞いたことがあるのではないでしょうか？

「付き合う人で人生は変わる」……本当なのでしょうか？

答えはこの質問に答えてみればわかるはずです。

質問1　あなたがこの1週間で最も会う機会が多かった（過ごす時間が長かった）5人は誰ですか？　名前を挙げてください。

どんな人の名前が出てきたでしょうか？

５人の方のお名前が挙がったら、その方々の名前を見渡して、次の質問に答えてみてください。

質問２　あなたが実現したいことをすでに実現している人は何人いるでしょうか？

もし、あなたが実現したいことをすでに実現している人が３人以上いないのであれば、付き合う人を変えるべきです。

「自分と付き合いのある人の年収の平均値が、自分の年収の限界値になる傾向がある」

そんな調査結果もあるようです。

もちろん、お金をたくさん得ることが人生のすべてだとは私は思っていませんが、もしあなたの今の目標が「年収を○○円にアップさせる」というようなお金に関わることならば、試しに先ほどの５人の年収の平均値を出してみるといいでしょう。

自分の理想を実現している人に教えてもらう

「付き合う人で人生は変わる」のか？

答えは**イエス**です。

あなたが実現したいこと、手に入れたいこと、変わりたい自分があるのであれば、もうすでにその状態を実現している人とだけお付き合いするのが最も効果的で、最も早く成果が出る方法です。

なぜなら、あなたが実現したいと思っていることをもう実現している人は、「どうやったらそれを実現できるのか？」ということを知っているからです。

たとえば、あなたの実現したいことが「エベレストに登頂する」ということだったとしましょう。

エベレスト登頂に成功したどころか、行ったこともない人たちと「どうやったら登頂できるんだろうか？」と話していても、いつまでたっても行動に移すことにはなりません。たとえ行動に移したとしても、登頂に成功する確率は限りなく低いでしょう。

一方で、もうすでにエベレストに登頂したことがある人たちに「どうやったら登頂できるのか？」と話をすれば、どんな準備が必要で、どんなトレーニングをしておく必要があり、どんなことに気をつけるべきかまで細部にわたりアドバイスをしてくれるでしょう。場合によっては一緒に登頂してくれる……そんなことがあれば、**成功の確率は圧倒的に高くなります。**

いうまでもなく、「もうすでに実現している人」と話すほうが、実現するために必要なこと、どんな行動をしておくべきかなどを正確に把握することができます。

また、**すでに自分が望む状態になっている人たちに囲まれていると、その状態を実現することのハードルが下がります。**これは、前述の「ロジャー・バニスターが〝1マイル4分の壁〟を切ったら、その直後から4分の壁を切る人が続出した」という話と同じです。

しかし、実現したいことがあるにもかかわらず、ほとんどの人は自分と同じ状況の人と群れているというのが現状です。

私もこれと同じような経験があります。

私は会社員を辞めて独立をしたのですが、当初はコーチングで独立をしようと思っていました。そのため、あらためてコーチングを体系的に学びなおそうと、コーチングの資格取得講座に通っていました。

講座が終了し、無事に資格を取得することはできたのですが、当時はまだクライアントが0人という状態。そこで、一緒にコーチング資格取得講座で学んでいたメンバーで「ビジネス勉強会」と称して、「クライアント0人」のメンバーだけで、1週間に1回「どうやったらクライアントを獲得することができるのか？」という勉強会を開催していました。

各自がマーケティングの書籍を読み、こうしたらいい、ああしたらいいとディスカッションを繰り返していたのですが、いつまでたっても誰ひとりとしてクライアントを獲得することはできませんでした。

まさに、エベレストに登頂したことがないメンバーだけで、「どうやったら登頂できるのだろう」と話しているようなものでした。

そこから私は付き合う人を変えました。もうすでにクライアントを獲得している人とだけ関わるようにすると、当たり前のように「何をどうしたらクライアントが獲得できるのか？」という話をしてくれて、アドバイスをもらえるようになったのです。

新しく付き合うようにした人たちからすれば当たり前のことだったかもしれませんが、経験のなかった私からすれば、彼ら彼女らの話のすべてが新鮮で、すべてが効果的なアドバイスでした。クライアントを1人も獲得したことがないメンバーだけで話していたら、間違いなく一生得ることができなかった情報だったでしょう。

大切なのは自分が幸せを実感できるかどうかだけ

付き合う人を変えることで、あなたのもとに入ってくる情報は間違いなく変わります。そして、それによりあなたの人生も大きく変わるでしょう。

しかし、付き合う人を変える時に必ず気になるのが、「もともと付き合いをしていた人たちと距離ができることで非難されないか」といったことでしょう。

「最近、付き合いが悪くなった」

「自分たちを見捨てて、他の人と付き合うようになった」

そんなふうにいわれたくない……という思いは付きまとうでしょう。

事実、人からどう思われるかということを気にして、「付き合う人を変えれば人生は変わる」という言葉を知っていても、実行にまで移せている人はひと握りだと思います。行きたくもない飲み会に行く。誘われるままにランチに行く……その貴重な時間で何かできることがあるかもしれないのに、そうした行動を繰り返す。

私は真実を語りたいのではっきりとお伝えしますが、**あなたが付き合う人を変えることで、それを非難する人が現れるのも事実**です。

私も先ほど話したクライアント0人のメンバーだけのビジネス勉強会と距離を置いた時には、メンバーの1人から「付き合いが悪くなった」と非難されたことがあります。

しかし、ここで大切なのは、「今まで付き合いがあった人に、付き合いが悪くなったといわれない」ことが重要なのか、それとも「自分が実現したいことを実現すること」が重要なのか、ということです。

残念ながら、両方とも取ることはできません。そして、自分が必ずこのどちらかを選択しなければならないことにも気がつくべきです。

誤解がないようにお伝えしておきますが、私は別に「今の付き合いを大切にすることがダメである」といっているわけではありません。「今の付き合い」と「自分の人生を変える新しい付き合い」のうち、自分の中で「今の付き合いが大事だ」と思っているのであれば、それは素敵なことだと思います。

今の付き合いを変えないということは、あなたが実現したいと思っていることが、今の付き合いを変えるほど重要ではないということです。

大切なことは、自分が幸せを実感できるかどうかだけ。成功や変化を求めすぎて、自分にとって大切なことを失っては元も子もないでしょう。

「自分にとって大切なことは何なのか」ということを決して忘れないでください。

第5章のまとめ

- すべての思い込みは「考え方」が強化されて出来上がる。
- 「正しいアファメーション」を覚え、習慣化する。
- パソコンのパスワードを「自分の目標」に変更する。
- 自分の理想とする人が使う言葉を使い、使わない言葉を捨てる。
- 「でも」「だって」「難しい」「わからない」「できない」という言葉を使うことを禁止にする。
- 付き合う人を変える。ただし、成功や変化を追い求めすぎて大切なことを見失わないように。

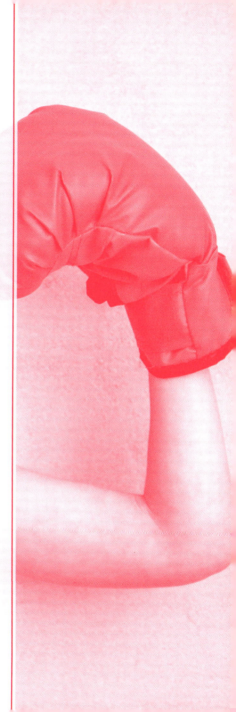

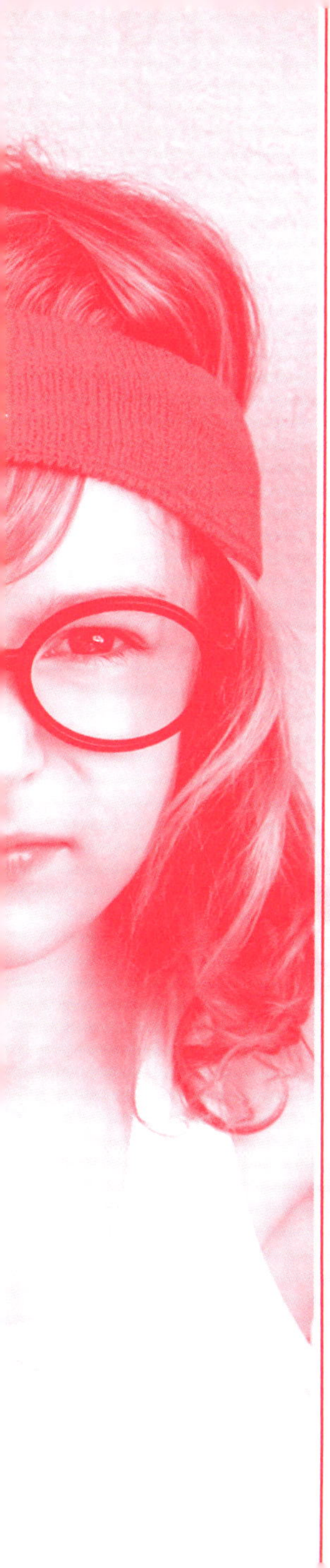

第6章

「神メンタル」で感情をコントロールする

「不安になる、緊張する自分」を認めてあげる

ここまで、自分が望むことを自動的に実現するためのメカニズム、必要な要素、環境の作り方についてお伝えしてきました。

ただし、何度も繰り返しますが、常に人間の脳の最優先事項は「死なないこと」。今の状況で生きていられるのであれば、〝わざわざ変化することは必要ないじゃないか〟と変化を極端に嫌うのがあなたの脳です。どんなにメカニズムを理解して行動しようとしても、この最優先事項には逆らえません。

そしてあなたの脳は、あなたが変化しないようにと、さまざまな抵抗を試みます。時には、あなたに「不安」や「緊張」という感情を与えたり、「自信がない」という気持ちにさせたり、「悩みの種」となるような事柄をあえて認識させたりします。

これらのジャマな〝負の感情〟を取り除かなければ、思うようなスピードで変化は起こりません。

この章では、あなたの変化をジャマする負の感情の取り除き方、コントロールの仕

方についてお伝えしていきます。

そもそも「不安」や「緊張」という状態は、脳が一種の危険信号として、あなたに対して**「いつもと違いますよ！　大丈夫ですか？」と送る合図**です。

脳科学的なメカニズムでいえば、脳内で精神を安定させ幸福感を生み出すセロトニンという神経伝達物質の分泌量が少なくなると「不安」や「緊張」を感じやすくなります。

では、なぜ気持ちを安定させるセロトニンの分泌量が少なくなってしまうのか？

その一番の原因は**「ストレス」**にあると考えられています。「不安なこと」「緊張すること」でまたストレスを感じて、セロトニンの分泌が少なくなり、さらに不安や緊張を感じてしまう……そんなメカニズムなのです。

では、「不安」や「緊張」を感じたらどうすればいいか？

答えはとてもシンプルです。

それは、**「不安」や「緊張」を認めてあげること**です。

多くの人は、緊張したり、不安になったりすると、その気持ちを無理矢理かき消そうとします。

しかし、**不安や緊張はそんなに簡単にかき消すことはできません。**むしろ、かき消そうとすればするほど、「ああ、今、自分は緊張しているんだ……」「うう、今、自分は不安だあ……」と、不安や緊張をより強く認識してしまい、ますますセロトニンの分泌量が少なくなり、さらに不安と緊張が増大することになってしまうのです。

ここで「かき消そうとする」のではなく、逆に「不安を感じていい」「緊張していい」と認めてあげると、不安や緊張への認知は、そこで終了です。不思議と気持ちが安定していることに気がつくでしょう。

つまり、一度はっきりと認めることで、それ以降、脳が不安と緊張に対してフォーカスする頻度が減るため、増長しなくなるということなのです。

「不安になったっていい」

「緊張したっていい」

「人間だからそう感じて、当たり前だよ」

このように**自分を認めてあげる**ことが、不安や緊張を取り除く最もよい対処法なのです。

「頭の中で考える」ではなく紙に書き出す

「人の悩み事に対してならちゃんとアドバイスができるのに、いざ自分の悩み事となると、いつまでもクヨクヨと悩んでしまう……」

そんな人も多いはずです。

私のところに相談に来る方も、経営者やコンサルタントという、普段は他人の相談に乗り悩みや問題を解決する立場の人が多いのですが、そんな〝問題解決のプロ〟でさえ、自分自身の悩みに対する答えは、なかなか出せないのです。

なぜ「自分の問題」となると、いつまでも悩んでしまうのか？

それは**「頭の中で考えようとしているから」**です。

だから、いつまでも悩み続けないためには、**「頭の中で考えるな」**ということ。

なぜ、頭の中で考えるのがダメなのか？

それは、私たちの脳に、**「1つの問題を何度も何度も頭の中でリピートするという癖があるから」**です。

1つ悩みができると、一日中その1つの悩みを頭の中でリピートさせ、まるで何十個も何百個も悩みがあるように感じるようになってしまいます。悩み事が頭から離れずストレスを感じ、脳内でのセロトニンの分泌が減る……そう、悩みから不安を生み出してしまうことにもなるのです。

〝頭の中〟で考えるのがダメなのであれば、どこで考えればいいのか？

中がダメなのであれば、〝外〟しかありませんよね。そう、〝頭の外〟です。

「〝頭の外〟で考える」方法って？

それは**「紙に書く」**ことです。

今、あなたに悩み事があるのであれば、1枚の紙に今頭の中で悩んでいることを書き出してみてください。今気になっていることすべて、です。

そうやって紙に書き出してみると実感するのですが、あなたの悩んでいることは実際はとても少ないことがわかります。

「あれ？　たった、これだけ？」

あんなにずっと悩み続けていたのに、悩んでいる事柄の〝数〟自体は、少ない……。この時点であなたの気持ちはかなり楽になるでしょう。

そして次のステップです。今の悩みを紙に書き出したら、「その悩み事に対してどうしたらいいのか？」を紙に書きながら、紙と相談します。

紙と相談する？　つまり、**相談をするあなたと、その相談にアドバイスを与えるあなたの会話を紙に書き出す**ということです。

具体的にはこんな感じです。

【相談をするあなた】

「転職をしたいと思っているんだけど、なかなか決断ができないんですよね」

【アドバイスをするあなた】

「なんで転職したいと思っているの？」

【相談をするあなた】

「今の仕事にやりがいを感じられなくて。しかも、仕事が終わる時間も遅いし……」

【アドバイスをするあなた】

「転職するとしたらどんな仕事がいいとか、決まっているの？」

【相談をするあなた】

「まだ特に決まってないけど、やっていて楽しくて、夜も遅くない仕事がいいかな」

【アドバイスをするあなた】

「なんで決断できないのかな？」

【相談をするあなた】

「決断できていないんじゃなくて、具体的にどこの会社がそうなのかまで探していないだけかもしれない」

【アドバイスをするあなた】

「いきなり決断するのではなく、まずは候補となる会社をいくつか探してみたら？」

【相談をするあなた】
「たしかに。転職してもいいと思える具体的な会社を探してみるよ」

【アドバイスをするあなた】
「いつまでにいくつ候補を見つける?」

【相談をするあなた】
「2週間後までに3社、候補を見つけてみるね」

このように紙面上で会話を行うことで、状況を客観的に捉えて自分自身に対してアドバイスをすることができます。

これが頭の中だけだと主観的になり、自分のできない理由や感情が優先されてしまい、なかなか解決策や今の問題点を見つけることができないのです。

「エンプティ・チェア」で悩みの早期解決を

「紙面上で会話する」という方法以外にも、悩みが驚くほど早く解決する「頭の外で考える方法」があります。

それは**「エンプティ・チェア（空のイス）」**という方法です。

・まずは紙に今のあなたの悩みを書き出します。
・イスを2つ用意し、隣り合うように並べたら、片方のイスに座ってください。
・もう片方の空いているイスには、先ほど書き出した悩みが書いてある紙を置き、もう1人の自分が座っているイメージを作ってください。
・空いているイスに座っている自分に対して、悩みへのアドバイスをしてあげてください。

「隣のイスに座るもう1人の自分」をイメージしてアドバイスすることで、自分の頭の中ではいっこうに解決策が見いだせなかったことでも、まるで他人にアドバイスをするように客観的に解決策を見つけることができるようになります。

先ほどの「紙面上の会話」もこの「エンプティ・チェア」も、いわゆる**「メタ認**

知」の力を使っています。

メタ認知とは認知心理学の用語で**「自分自身の認知活動を第三者の客観的視点から理解し、コントロールする力」**というものです。

つまり、「自分を客観的に観察する力」。イメージとしては、自分よりも〝より高いところ〟から自分を観察するようなものです。

このメタ認知能力が優れていると、自分の感情のコントロールも上手になります。自分自身を客観的に観察することで、今起きていることを冷静に捉えることができ、冷静な状態でいられるようになるのです。

アメリカ大リーグで活躍してきたイチロー選手も、インタビューの際に**「自分の斜め上にはもう1人の自分がいて、その目でしっかりと地に足がついているかを見ている」**と、メタ認知能力の高さをうかがわせる発言をしています。自分自身を客観的に観察する力である「メタ認知能力」は、まさに〝達人の感情コントロール方法〟ともいえるでしょう。

「メタ認知能力」を鍛えるトレーニング

では、メタ認知能力を鍛えるにはどうすればいいのか？

それには大きく分けて2つの方法があります。

1つ目は、イチロー選手のように**「自分自身を上空から客観視すること」**を習慣づけたり、先ほどの**「紙面上の会話」**や**「エンプティ・チェア」**を行うなど、日常でメタ認知を活用するという方法です。これを繰り返すことで、メタ認知を行う癖がつきます。

2つ目は、メタ認知能力を高めるためのトレーニングをすることです。

「自分自身を上空から見るイメージを作る」といわれても、なかなかそんなイメージを作ることができないという人もいるでしょう。

そんな人が「自分を客観的に見る」最も簡単な方法があります。

それは、**「鏡に映る自分を見る」**ことです。

鏡に映る自分は、自分であって自分ではありません。〝もう1人の自分〟と捉えましょう。そして鏡の中の自分に対して話しかけると、あなたの脳は「鏡の中の自分は自分だけど自分ではない」と認識します。

これを繰り返すことで、自分自身を客観的に観察するという感覚を身につけることができるのです。

鏡の中の自分に、「今日もいい表情をしているね！」「今日もよく頑張った！」「無理してない？」などと話しかけることで、あなたのメタ認知能力は鍛えられます。

ただし、鏡の中の自分に話しかける時は、くれぐれも周りに人がいないかを確認してください。鏡の中の自分に話しかけているのを他人に目撃された状態をそれこそ上空から客観的に見たら……。

「没頭する」を利用して、意識を「今」に集中させる

私たち人間の行動の源、それは**「感情」**だといわれています。

「誰かに喜んでもらいたいから、頑張ろう」

「すごいと思われたいから、努力して目標を達成しよう」

その人を行動に突き動かすための強い力を持っているのが感情です。


しかし一方で、強力であるがゆえに、感情は私たちの行動を〝止めてしまう〟場合もあります。

たとえば、イライラするような出来事が起きて、今するべきことに集中できず物事が進まなかったり、何か悲しいことがあり、その悲しさで何もやる気が出なかったり……。こういった「負の感情」は、自分に足りなかった何かや、大切な何かを気づかせてくれるためには、必要な感情でもあります。

しかし、いつまでも感情に支配されて行動できなかったり、新しい幸せを手にすることができなくては、意味がありません。こうした感情とは、上手く付き合っていく必要があります。


では、負の感情に陥ってしまった場合の対処法は？

実はそれはとてもシンプルなものです。

重要なのは「なぜこれが効果的なのか」というメカニズムを理解しているかということです。メカニズムがわかっていなければ、再現性に欠けてしまうのです。

負の感情に陥ってしまった場合の対処法は、**「何かに没頭する」**ということです。

たとえば、あなたに何か「頭にくる出来事」があったとしましょう。

そんな時、あなたはどうしますか？

私なら、美味しい料理を食べに行きます。なぜなら、「美味しい料理を食べている時」は、「その料理のことしか考えない」からです。「美味しい料理」に「没頭」している。そして、「美味しい料理に没頭している時」には「頭にくる出来事」を忘れています。ここに感情のメカニズムがあります。

あなたが頭にくること、怒っていること、悲しんでいること、不安に思っていること……それはいったい「いつ」の出来事でしょうか？

すべて「過去」もしくは「未来＝これから」の出来事であるわけです。

「負の感情」が生まれている時は、「今」を生きていない証拠です。

私の「美味しい料理を食べに行く」という話でいえば、頭にくる出来事が起きたのは「過去」であり、それを忘れて美味しい料理を食べているのは「今」です。自分自身の感情がグラついている時は、必ず意識が「今」にない時です。

このように意識が過去やまだ起きていない未来に行ってしまうことを、**「マインドワンダリング」**といいます。

私たちが日常で「今」のことを考えているのではなく、過去に起こった出来事や、まだ起きてもいない未来に思いを巡らす時間は、1日のうちどれくらいあると思いますか？　ある調査では、私たちが目の前の出来事、つまり**「今」を生きていない時間は、1日の43％もある**という結果が出ています。

1日の4割以上の時間を使って、もう過ぎ去った過去の出来事や、まだ起きてもいない未来の出来事のことを考えているのです。これでは感情が安定するわけがありません。

過去の出来事、まだ起きていない未来にとらわれる……すなわち「今」に意識がないと、感情がグラつきます。感情がグラつくと自分自身の行動も止まります。どんなにあなた自身が変化を起こそうと努力をしたとしても、土台となる感情が安定していないようでは、前に進むことはできません。

「今」自分がなすべきことに集中することで、負の感情はコントロールすることができる。このメカニズムを理解した上で、「今」に集中してみてください。**思いを巡らすのは過去でもなく、未来でもなく、「今」です。**

最大の難敵「自信がない」を攻略する

「こんなことにチャレンジしてみたい」

「本当はこんなことをしてみたい」

「……でも、自信がない」

そんな人は大勢いるはずです。

日本人は諸外国と比較した際に「自信がある」と答える人の割合が少ない国だといわれています。2014年の内閣府の「平成25年度 我が国と諸外国の若者の意識に関する調査（日本、韓国、アメリカ、イギリス、ドイツ、フランス、スウェーデンの満13～29歳の男女、各国とも1000人を対象）」では、「自分自身に満足しているか」という問いに対して「ＹＥＳ」と答えた人の割合が、他の6カ国の平均が79・8％だったのに対して、**日本は45・8％と著しく低い調査結果**もあります。

日本人は個人の成果よりもチームでの成果、「和」を重視する傾向がありますから、本当は自信があったとしても「私は自信がある」とはっきり回答する人も少ないのでしょうけど……。

しかし、もう1つ、注目すべき調査結果があります。同じ調査で「うまくいくかわからないことにも意欲的に取り組むか」という質問に対して「ＹＥＳ」と答えた人の割合が、他の6カ国の平均が77・2％に対して、**日本は52・2％**だったのです。

上手くいくかどうかわからないことにも意欲的に取り組めるか？

実はこれが「自信」に大きく影響してくるのです。

自信というのは先天的に生まれ持つものだけでなく、後天的に作り出すことができるものです。その「自信を作る」ことのメカニズムの中で「上手くいくかわからないことにどう取り組むのか」が大きく影響してくるのです。

「自信の生まれ方」には、2種類あります。

1つ目は、自分でやろうと決めたことが「できた」という経験をした時です。

重要なのは「(できた物事の)大小を問わない」ということです。どんなことでも、どんな些細《ささい》なことでも、自分でやると決めたことが「できた」という経験を積み重ねることで、自信が生まれます。

自分で決めたことを自分で「できた」と認識することがポイントです。

たとえば、誰かに電話をする、誰かにメールを送る、何かの予約を取る……。そんな些細なことでも「自分でやろうと決めたことができた」と認識すること。そうすることで、第4章でお話しした「自己効力感」である、物事に対して「自分はできる」と実感できる感覚、自分の能力に対しての評価が高まります。この自己効力感が、自信となるのです。

自分で決めたことを「できた」と認識するためには、普段から細かくタスクを書き出して、できたら(タスクが完了したら)、「できた!」と声に出してそのタスクを棒線で消す、という方法が効果的です。

そして、２つ目の自信の生まれ方は、次のような過程を経ます。

・できることが増えて自分を好きになる
←**・自分を知る**
←**・自分を愛する**
←**・自分の未来を描く**

前述の「できた」という経験を繰り返すことで「できること」が増えていくと、人は自分のことを好きになります。

「できることが増えれば増えるだけ、自分のことが好きになる」

つまり自己肯定感が強化されるわけです。自分のことを好きになると、自分自身に対してより興味を持ちます。これが**「自分を知る」**という段階です。自分がどんな性格をしていて、何に適性があって、何があるとどんな反応をするのか。自分の強みは何なのか、欠点はどんなことなのか……と、自分の特徴を知るということです。

自分のことを知るという過程では、自分のプラス部分もマイナス部分も両方見えてきます。この自分の特徴に良し悪しをつけずに受け入れることができると、次は「自分を愛する」という段階に移行します。

自分の過去を自分で許すことができ、今の自分を尊敬し、そして未来の自分に期待を持つことができる。それが**「自分を愛する」**ということです。

そして、「自分を愛する」状態で描いた未来に対する**「この未来を自分なら実現できるはずだ」**という思いで、自信が生まれるのです。

自己効力感によって生まれる1つ目の自信を「一次自信」とし、未来を描くこの2つ目の自信を「二次自信」とするのであれば、二次自信は、一次自信によるしっかりした自己効力感の土台がないと、たどり着くことはできません。

言い方を変えれば、「できた」を積み重ねることで未来が描けるわけです。

「上手くいくかわからないことにも意欲的に取り組めるか?」

この答えとして「YES」といえる人とは、自分の未来を描くことができる人、つまり二次自信を持っている人です。日本が諸外国と比較してYESと答えた人の割合が低いということは、決して「自信がある人が少ない」のではなく、「二次自信までたどり着いている人が少ない」だけなのです。

もし、あなたがこれから成し遂げたいこと、大きな夢、つまりは上手くいくかどうかはわからないことに対して「自信がない……」と意欲的に取り組むことができていないのであれば、**自分の未来を描く=二次自信を作り出すことをすれば、実現のために必要な行動を躊躇なく意欲的にできるようになるでしょう。**

自分の夢や願望を実現するための自信は、自分で作り上げることができるのです。

「本当の安心」とは「安定すること」ではない

不安や緊張、自信のなさ、さらには焦り……。そんな数々の負の感情が自分の未来を作る行動のジャマをするのであれば、それらすべてを取り除きたいと思うのが人の性《さが》ともいえます。

「そんな感情を味わうくらいなら、何かにチャレンジせずにずっと安定していたい」

そう思う人もいるでしょう。

でも、安定して暮らすことがそのまま「本当の安心」につながるかというと、実はそうではありません。

安定した暮らしで最初はいいのですが、次第にその〝変わりばえのない毎日〟に不満を抱く感覚になってきます。

何の変化も刺激もない毎日は、たしかに安定していて、安心できるように思えます。しかし、やがて同じことの繰り返しに「本当に自分はこれでいいのかな?」と疑問を持ち、場合によっては、「あーあ、いつまでこんな状況が続くんだろう」と、気がつけば今の自分の状況に生きにくささえ感じることになります。

さらに、安定を「いつまでも今が続くこと」と捉えて過ごしてしまうと、日々変化している世の中から少しずつ、でも確実に置いていかれることになります。気がついた時には、自分自身が安定して安心だと思っていた日常が奪われることにもなりかねません。

では、「本当の安心」とは、どのようにしたら感じることができるのでしょう?

「本当の安心」とは、「安心」を含めた4種類ある自分の欲求感情のうち、「安心」以外のものが満たされた時に初めて感じることができるのです。

4種類の欲求感情とは、**「承認」「挑戦」「つながり」「安心」**です。

「承認」とは、自分自身が人からも自分自身からも認められる、認める存在であると実感したいという感情。

「挑戦」とは、何か自分がワクワクすることにチャレンジしたい、チャレンジしていてワクワクしているという感情。

「つながり」とは、馴れ合いの付き合いではなく、自分が幸せを実感できたり、成長を実感できる人との付き合いがあるということです。

このように、人は「承認」「挑戦」「つながり」という3つの感情が満たされた時に、**本当の「安心」**を感じることができます。

自分で自分のことを認めることができていて（承認）、自分がワクワクすることにチャレンジしている（挑戦）。そして、そこには充実感や幸福感を感じられる仲間や友人、家族が存在している（つながり）。これらがあってこそ、「安心」という感情は満たされるのです。

つまり、**「本当の安心」とは「安定すること」ではないのです。**

現実問題として、「毎月給料が支払われていて、安定した生活だ」という会社員の人ほど、半面「先行きが不安」だと口にしています。「安定している」とは感じていながらも、不安になるのです。これは「本当の安心」を得られていない証拠です。簡単にいってしまえば、きっと「挑戦」という感情が満たされていないのでしょう。

あなたが自動的にすべてを思い通りに実現させていくには、不安などの負の感情を感じることなく、次から次へと行動できる体質になる必要があります。その状態はまさに、不安などの負の感情を感じていない「本当の安心」を感じている状態です。

自分で自分自身を認め、または他の人の役に立つことを実感して「承認」を実感し、付き合う人を選ぶことで「つながり」を満たし、自分を成長させることや新しいことに「挑戦」してみてください。その時に、あなたは「本当の安心」を実感することになるでしょう。

「神メンタル」は最高の反射から生まれる

行動を起こし、自分自身の変化が始まると、途中で「心が折れるような出来事」に見舞われることもあります。

周りから「付き合いが悪くなった」「最近なんだか変。怪しいことをしているんじゃない？」などといわれる……。

最初は調子よく行動していたのに、急に物事がうまく進まなくなってしまう……。

そんな時に「心が折れて」、行動が止まる人が多いのです。

裏を返せば、そんな心が折れるような出来事を乗り越えて動き続けている人こそが、自分が実現したいことを実現しているというのが現実でしょう。

では、実現に向けて行動し続ける〝神メンタル〟を持っている人たちは、普通の人といったい何が違うのでしょうか？

経験値が違う？

そもそもの性格の問題？

何か特別な対応策があるの？

普通の人と神メンタルを持つ人の違い……それは**「反射」の違い**です。

「反射」という言葉を辞書でひくと、「刺激に対して意識することなく、機械的に起こる身体の反応」と書いてあります。

「意識することなく、機械的に」

これが重要です。

「神メンタル」を持っている人は、心そのものを鍛えているのではなく、物事への「反射」が違うのです。

どういうことか？

つまり、**自分の身に起きた出来事は、よい出来事でも、悪い出来事でも、「反射的に」つまり「意識することなく、機械的に」、「よい出来事」だと捉えられるようになっているのです。**

たとえば、あなたが何か新しいことを始めたとしましょう。自分の夢を実現するための学びでもいいですし、自分を成長させるための新しい習慣、仕事や趣味……何でも構いません。

このような新しいことをやり始めた時に、誰かに「なんか最近あの人、付き合いが悪くなったよね」と陰口を言われている。それがあなたの耳に入ったとしましょう。

この時に、普通はどう思うでしょう？

「そんなこと言われているんだ……」と悲しくなったり、「なんで、そんなこと言われないといけないの？　自分が何をしようと関係ないじゃん！」と怒りを覚えるかもしれません。

しかし、「神メンタル」を持っている人は、こうしたことが起きた時に「意識しないで機械的に」どう反応するのか、つまりどう反射しているのかというと……。

「それはラッキー！」

「ツイてるじゃん！」

「ありがとう！」

このように反射しているんです。

「陰口を言われているのに、〝ラッキー〟とか〝ツイてる〟、さらには〝ありがとう〟だなんて……おかしいんじゃない？」と笑ってしまうかもしれませんが、**ここが大きなポイント**なのです。そして、強い心の持ち主は実際にそんな反射をしている……これが紛れもない事実なのです。

すべての出来事によいフレーミングをする練習

心が強い人は、どんな出来事が起きてもまずは「ラッキーだ」「ツイてる」「感謝する（ありがとう）」と反射し、**自動的にその出来事の「ラッキーな部分」「ツイてる部分」「感謝すべき部分」を探し始める**のです。

実際、私がアドバイスをした経営者や起業家の方にもそんな事例がありました。ゼロの状態から起業をした場合、最初はもちろん誰もが実績もなく無名です。少しずつお客様が増えると、世間での自分の認知度が上がってきます。

さあ、認知度が上がってくると当然、その人のことをよく思う人も、逆に悪く思う人、いわゆる〝アンチ〟も現れます。アンチの人たちから批判を浴びるようになると、やはり大抵の人は心が折れてしまったり、行動量が落ちたりしてしまいます。それはそうでしょう。誰だって人に批判されたくはないですからね。

しかし、自分のビジネスが世の中の多くの人の役に立てば立つほど認知度は上がって広がりを見せるので、認知度の拡大……すなわち自分の活躍に合わせてアンチの人も増えてしまうのもまた現実なのです。どんなに素敵な女優さんでも、どんなに優秀なスポーツ選手でも、アンチは必ず存在してしまいます。

私は、これから自分のやりたいことを実現させようとする経営者、起業家の方には、いつもこんな話をしています。

「あなたのことを批判する人が現れて、初めてあなたは一人前」

「批判されないということは、あなたは、あなたのことをよく思ってくれている人にしか認知されていない、ということだと思ってください」

「あなたのことを快く思わない人にまで認知度が上がった時に、あなたは初めて世の中の役に立っているんです」

こう考えていれば、仮に誰かに批判された時に、「批判された＝悲しい」ではなく、**「批判された＝これで一人前だ！　やった！」と反応する**ようになります。

起きた出来事は、「批判された」という同じ出来事。しかし、一方は「だから悲しい」。もう一方は「だから嬉しい」。

この違いは何かというと……。

「批判された」という事実をど**の**視**点**か**ら**見**た**か**？**

これだけです。

「悲しい」と感じた人は、「批判」を〝悪い出来事〟として見て、「ああ、人から嫌われた」と捉えたのでしょう。

一方の「嬉しい」と感じた人は、「批判」を〝よい出来事〟として見て、「ああ、ついに自分も、アンチができるまでの認知度になったな」と捉えたのでしょう。

このように、起きた出来事に対して意味づけをすることを、心理学の言葉で**「フレーミング」**といいます。「これは悪い出来事」「これはよい出来事」とフレームをつける。そうすることで、そのフレーム通りの意味を見いだすのです。

この際、**〝出来事の内容〟には意味がありません。**必ずよい意味を探そうとすれば、つまり「批判＝認知度が上がった証」というように、よい出来事だとフレーミングすれば、無理やりにでもよい意味は見つかるのです。

であれば、「どんな出来事でも常に自動的によい意味を見つけられる体質」になったほうがいいとは思いませんか？

そう、「神メンタルを持つ人」とは、「ブレない強靭な精神力を持つ人」のことではなく、すべての出来事から「考えることなく」「自動的に」よい意味を見いだすことができる人のことをいうのです。すべての物事によい意味を見いだすことができるのですから、心が折れることはありません。

心が自然と強くなる「口癖」を意識する

すべての出来事に「よい意味」を見いだす……。ポイントは、「考えて」よい意味を見いだすのではなく、「考えることなく」「反射的に」です。

でも、どうやったらそんな状態になることができるのか？

方法はたった1つだけです。

それは、**「ラッキー」「ツイてる」「ありがとう」と、どんな出来事に対してもよい意味を見いだすフレームの〝言葉〟を口にしてしまうこと**です。

もう、何かあったら深く考えずに、とりあえず「ラッキー！」という言葉が出てくるレベルです。そうすれば、あなたの脳は「あ、これはラッキーなことなんだ。なぜラッキーかといえば……」と、無理やりラッキーの理由を探してくれます。

何かあったら「ラッキー」「ツイてる」「ありがとう」といい、これらを〝口癖〟にしてしまうのが一番です。ただし、普通に「ちょっと多く使ってみようかな」と意識するレベルでは口癖にはなりません。癖をつけるためには、何度も何度も反復して体に覚え込ませる必要があります。

たとえば野球選手は、バッティングの正しいフォームを体に覚え込ませるために、何百回、何千回と素振りをします。私たちも1つの言葉を新たに口癖とするには、毎日、何十回、何百回、何千回と新たに口癖にしたい言葉を口にしなければ、身につくことはないのです。

さあ、あなたがよい意味を見いだせる言葉としてとっさに出てくる言葉は、どんな言葉でしょうか？

「ラッキー」「ツイてる」「ありがとう」「やったぜ」「サンキュー」「キター」……。

あなたが気持ちいいと感じる言葉、口癖にする言葉を決めてください。**口癖にする言葉を決めたら、あとは毎日、何十回、何百回、何千回とその言葉をひたすら声に出していい続ける時間を設けてください。**

「新しい習慣」を作る時には、今やっている習慣に付け加えるのがポイント。これは第3章でお伝えした通りです。

あなたが毎日行う習慣には、どんなことがあるでしょうか？　そして、その際にあなたが選んだ言葉を発し続けることができる習慣は、どんなことですか？

人間には自分で設定した理由を探す力がある

この「口癖」の効果は、実際に私がこれまでアドバイスをしてきた経営者の方々、会社員から起業したいという方々、作家の方、モデルさん、女優さん、医師の方などが実践し、証明してきたものです。

あるブランドデザイナーの方は、自分だけではなく、夫にもこれを試したところ、経営が上手くいっていなかった夫の会社の業績がいきなりV字回復をし、夫の年収が1億円を超えたといいます。

私自身も、新しい口癖を作り上げることで上手くいった1人です。

私が最初に口癖にしたのは、「ツイてる」という言葉でした。「〝ツイてる〟といっていれば自然によい出来事を引き寄せられる」といった非現実的なことではなく、心理学やNLPなどで教える、人間の脳の仕組みを学んだ上での結論です。

「人間の脳は自分が設定した理由を探す力がある」

中途半端では口癖にはできません。寝坊しても、財布を落としても、スマートフォンを水没させても、「ツイてる」と口から出るような状態を作るわけです。

私はまず、毎日行うことで最も時間が長く、その間ずっと「ツイてる」と言葉にして発し続けられることはないか探しました。そこで見つけたのが、**朝起きてから出かけるまでの準備の時間**です。私は朝、出かけるまでの準備が40分前後で完了するので、その間ずっと「ツイてる」といい続けることにしました。

朝、寝ぼけながらシャワーを浴びている時も、歯を磨いている時も、服を着替えている時も「ツイてる」です。私はこの「朝の40分間ツイてる」をまずは1カ月継続することに決めました。

最初の1週間は、ひたすら「ツイてる」といっていることに違和感を覚えましたが、10日目を過ぎたあたりから、日常生活の中で「ツイてる」という回数が増えてきたことを実感するようになりました。そして、1カ月もすると、反射的とまではいえなくても、何か起きた時には「まずはツイてると捉えよう」という考えが優先されるようになりました。

結果、日常で「ツイてる」と考えることを優先することが標準となり、常に「なぜツイてるのか？」と、その理由を考えることが習慣となり、**最終的に「癖」となった**のです。

経営の神様といわれた松下電器（現パナソニック株式会社）創業者の松下幸之助氏も、人材採用をする際に相手に必ず聞いていたのが、**「あなたはツイてる人ですか？」**ということだったといいます。

どんな状況でも、どんな出来事でも、そこからチャンスを見いだす。

これがいつの時代でも、折れない強い心である「神メンタル」を作るために必要なことなのだと思います。

第６章のまとめ

▼不安や緊張を認めてあげる。

▼悩みは頭の中で悩まず、紙に書き出す。悩みの数は自分が思っているほど多くはない。

▼紙面上で会話をして解決策を見つける。

▼隣のイスの「もう1人の自分」に向かってアドバイスをする。

▼「今」に集中することで、感情は安定する。

▼「承認」「つながり」「挑戦」が満たされた時に「本当の安心」を感じることができる。

▼どんな出来事が起きても「反射的」によい意味を見いだす言葉を口にする。

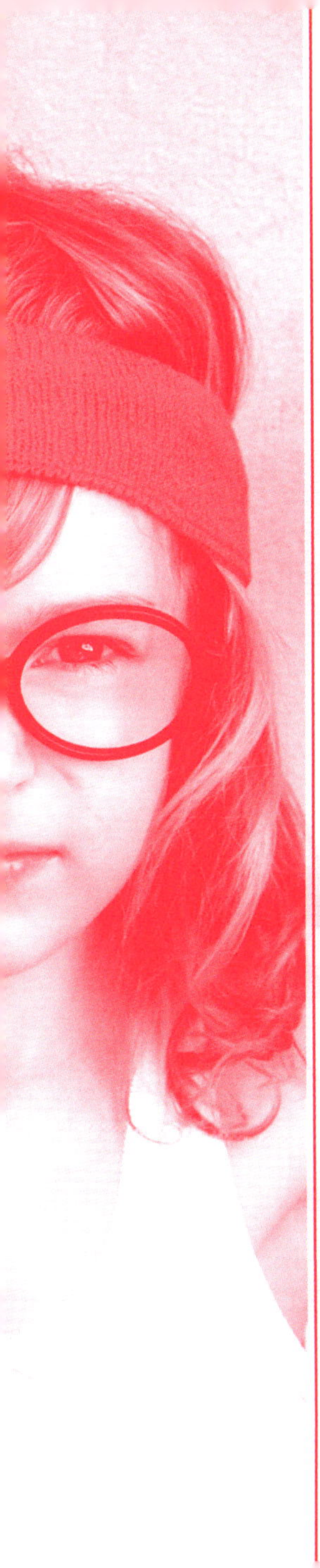

終章 ▼ 幸せになる権利は誰にも奪えない

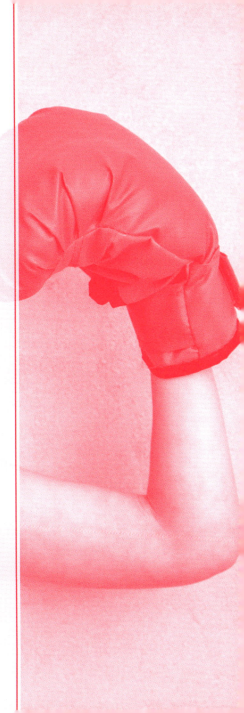

目標を忘れない工夫「試してみたいは即実行」

自分自身の実現したいこと、変えたいことを自動的に変えていく。そのために必要なトレーニングやメカニズムを解説してきました。

しかし、残念なことに……。

結局は、人はすべて忘れてしまうのです。

「記憶」と「忘却」についての実験結果として、**「エビングハウスの忘却曲線」**はあまりにも有名です。「人は20分後には出来事の42％を忘れ、1時間後には半分以上の56％を忘れる。1日後には74％を忘れてしまい、1週間後には77％、1カ月後には79％を忘れてしまう」というものです。

最終的には、人は20％のことしか頭に残らないのです。

でも、そうとわかっているのであれば、「そうならないようにする」、つまり「忘れないようにする」か、あるいは「残った20％のことを有効に活用する」かのどちらかの対策をとればいい、ということでもあります。

まずは、本書の中であなたが決めたこと、あなたが実行しようと思ったことを「忘れないようにする工夫」をしてください。

立てた目標や気づきをメモし、目につくところに貼っておくことでも構いません。

結局は、「忘れない工夫」をする人が自分が実現したいことを手にしているのです。

「これを実行したい！」と思った時に、すぐにその場で実行する、というのも1つの対応方法です。

たとえば、こうして書籍を読み進めていく際にも、途中でこれを実行してみよう、試してみたいということが出てくるでしょう。そんな時には、**読んでいた本をその場で閉じて実行してください。本を最後まで読む必要はありません。**重要なのは、本を読んだことであなたの人生や毎日が1ミリでも変化を起こすということです。

そのためには、何らかのアクションを起こさなければ、何も始まりません。「本を全部読み終えてからやろう」では、その頃にはもう〝忘れている〟のです。1冊の本を読んで、1つでも新しい行動ができたら、それはとても素晴らしいことでしょう。**試してみたいと思ったことを見つけたら即実行。**これが、忘れてしまうことへの対策の1つとなるのです。

「教えるために学ぶ」でなく「学ぶために教える」

同じような生い立ち、同じような学び、同じレベルの知識を持っていたとしても、自分が実現したいことを叶えている人とそうではない人に分かれるのが現実です。いや、分かれるというより、自分が実現したいことを叶えている人のほうが、圧倒的な少数です。

なぜ、そのようなことになるのか。いったい何が違うのか？

それは自分自身がこれまでの人生の中で得た知識の量と、その知識が自分のものとなっている量が関係しています。**どんなに知識量が豊富であったとしても、〝知っているだけでは意味がない〟**ということです。

知識には、**「知識の5深度」**といわれる5つの段階があります。

最初の段階はまだ何も「知らない」という段階。そして次が「聞いたことがある」という段階。そして次に初めて「知っている」という段階に入ります。ほとんどの人がこの3つの段階のどこかに位置しています。

しかし、この「知っている」の段階で止まっていては、あなたは何も変わりません。あなたが自分の人生や自分自身に何かしらの変化を起こしたいと考えているのであれば、得た知識を「知っている」からもう1つ上の段階に上げる必要があります。

「知っている」の次の段階……それは「できる」という段階です。

「知っている」と「できる」はどう違うのか？

たとえば、あなたが街中で外国人の方に英語で話しかけられたとしましょう。駅までの道を聞かれて案内したいのですが、「駅」を英語で何というのかが、「知っている」けど出てこない。あなたはスマートフォンで単語を調べて「ああ、駅は【station】だった、そうだった！」と思い出し、その知識を使う……。これが「知っている」という段階。

「できる」の段階とは、この例でいえば、調べたり、思い出す作業を何もせずに、最初から【station】という単語が出てくる状態。つまり、持っている知識を使いこなせている状態です。

結局は、得た知識も使えなければ意味がない。使わない知識を増やすのであれば、「できる」知識、つまりは使いこなせる知識を増やしたほうが、あなたの人生は格段に変化するスピードが速くなるのです。

そして、使いこなせる知識を増やすためには、知識の5深度でいう最深度に到達する必要があります。

知識の5深度の最深度、5段階目は「教えられる」です。

自分自身が実現したいこと、変化を起こしたいこと、手に入れたいことを手にするために本書で得た知識を、人に教えてあげてください。人に教えていると自動的にあなたは、本書で書かれていることを実践するようになり、気がつけば1つずつ、手にしたいことを手にしていたという状況になるでしょう。

目標は更新するためにある

第1章で、思い通りに生きる公式を紹介しました。

現実（未来）＝①目的地×②手段×③メンタル

しかし……。

この公式には大きな罠があるのです。

それは、128ページでも少し触れたように、自分が手に入れたいことを手に入れたら、常にこの公式の中身を「更新」しないといけないということです。

たとえば、あなたの目的地、目標が「会社から独立すること」だったとしましょう。

あなたはその目的地に到達するために必要な手段を手に入れて、その目的地に到達することができるというメンタルも作り上げた。

そうすることで、あなたは会社員から見事独立しました。目的地に到達したのです。

さあ……。

ここでこの公式をそのままにしておくと、あなたはいつまでも「会社員から独立する」という場所から動くことができません。

目的地に到着した飛行機は、必ず「次の目的地」を設定し、機体＝手段が次の目的地に到達するのにふさわしいかチェックを行います。そして、次の目的地に到着できるメンタル（自己評価）を持った機長が必要です。

それと同様に、あなた自身も、自分の手に入れたいことが実現したのなら、次の目的地、次の目的地に必要な手段、次の目的地に到達するために必要な自己評価を更新しなければならないのです。

この工程がなければ、伸び悩みや頭打ち感に襲われ、成長が止まってしまうのです。

あなたの夢が実現した時こそ、次に向けてのメンテナンスが大事になってくるのです。次の目的地が決まっていない飛行機も、ちゃんとした機長がいない飛行機も、新たな場所に向けて飛び立つことはできませんから。

実現するまでやり続ければ失敗はそもそもない

本書では、自分自身のメンタルプログラムを変えることで、あとは自動的に自分の手にしたいことが実現していくというメカニズムを解説してきました。

メンタルプログラムを変えることの効果は、1カ月で現れる人もいれば、3カ月で現れる人もいれば、半年後に現れる人もいます。それは、それぞれの人が実現したいことの規模にもよりますし、どれだけ真剣に自分のメンタルプログラムの書き換えを行ったかによっても左右されます。

ただ、どんな方法、どんな手段、どれくらいの頻度であなたがメンタルプログラムの書き換えに取り組んだとしても、あなた自身が手に入れたいことを実現するための方法は、つまるところ1つしかありません。

それは**「実現するまでやり続ける」**ということです。

実現するまでやり続けるのですから、**失敗するわけがない**のです。

世界的な人気を博している小説『ハリー・ポッター』シリーズは、全世界で4億5000万部発行され、映画の全世界興行収入は約8200億円ともいわれています。著者であるJ・K・ローリングスは、企画を持ち込んだ最初の10社からは出版を断られていました。

そこで彼女があきらめていたら、『ハリー・ポッター』は生まれていなかったわけです。

現在のスターバックスを創業したハワード・シュルツも、創業時242の銀行に出資を断られています。

あのウォルト・ディズニーですら、テーマパーク建設への出資を300社以上に断られています。

今、スターバックスもディズニーランドも存在し、世界的な企業となっているのはなぜでしょうか？

答えはとてもシンプルです。

実現するまでやり続けたから。

しかし、ただ単純に行動し続ければいいのかというと、そうではありません。

「努力は裏切る」ということを私たちは理解しなければならないのです。どんなに努力をしても、上手くいかない方法で努力を重ねては「上手くいかない方法が上手くなるだけ」なのです。

自分だけの幸せを追い求める

最後にとても大切なことをお伝えします。

それは、**お金だけではあなたは幸せになれない**ということです。

自分が実現したいこと、手に入れたいこととして、自分自身の収入を今よりも上げるということを設定する人も多いとは思います。

しかし、残念ながらお金「だけ」では、あなたは幸せになることはできません。

「富の限界効用」という言葉があります。

ひと言でいえば、**「贅沢に慣れると幸せを感じなくなる」**心理効果のことをいいます。

たとえば、あなたがエルメスの高級バッグ「バーキン」が欲しかったとしましょう。今持っていない状態から、やっと欲しかったバーキンを手に入れた。その状態の嬉しさを100とします。では、同じバーキンをもう1つ手に入れたら、その時の喜びはいくつでしょうか。

実はこうした心理についての研究結果があります。

もうすでに持っているものが手に入った時の喜びは、2つ目を手に入れた際は20%喜びが減少して、喜びの大きさは80。3個目は50。4個目は10までに減少して、5個目からは喜びがゼロ。つまりは、贅沢な状態に慣れてしまって、嬉しさを感じなくなってしまうのです。

これが「富の限界効用」です。

また、年収300万円の人が年収600万円になった際にどれだけ幸福度が上がるかということを調査した結果では、年収が2倍になっているにもかかわらず、幸福度はわずか9%しか上昇しませんでした。

これは**「快楽順応」**と呼ばれる現象で、人は今まで贅沢だと思っていたことにもすぐに慣れてしまい、なかなか幸せを感じにくくなってしまうというものです。

生きていく上でお金は間違いなく必要です。そして、お金があることでできる経験もたくさんあります。**ただし、お金「だけ」を追い求めると、「経済的に豊かになったのに幸せを感じない」という現実が必ず待っています。**

では、目指すべきものは何か？

それは、**あなたが「幸せ」だと感じられる瞬間**です。

得たお金をどのように使ってどんな幸せを感じたいのか……。

この**自分の幸せから目をそらさない**ことが大切なのです。

私自身も起業をして、経済的な自由と時間の自由を手に入れましたが、私が目指していたのは、「好きな時に、好きな場所で、好きなシゴトをすることで、自分の大切な人に、自分の人生の時間をすべて使える」。そんな状態でした。

どうか、誰かが決めたような成功や幸せを追い求めるのではなく、自分自身が幸せだと思う現実を手にしてください。

他の人なんか関係ありません。自分が幸せだと思う形で幸せにならなければ意味がないのです。

自分の幸せの軸から目をそらさないでください。

終章のまとめ

- 「忘れないようにする」工夫をしている人が、結局は自己実現を手に入れている。
- 目的地、燃料（自己評価）は到達したら更新、補充をしなければ次の場所へは行けない。
- 「実現するまでやり続けること」が唯一の成功する方法である。
- 努力は裏切ることもある。
- お金だけでは幸せにはなれない。「富の限界効用」を理解する。
- 自分の幸せの軸から目をそらすな。

おわりに　「手を抜く」のではなく「ラクをする」ために

最後まで読んでいただき、本当にありがとうございました。

ここまで読み進めていただいたあなたなら、「神メンタル」を手に入れて、今まで思い通りにいかなかった自分の毎日を変えることができるという、ワクワク感を持っていただけていることでしょう。

自分の人生を思い通りにする方法は、存在します。

しかし、なぜか多くの人たちは「歯を食いしばって努力をしないと成功できない」と思っています。これは完全な思い込みです。思い通りの人生を生きている人のほとんどは、「努力をしている」と思っていないでしょう。

これまでお伝えした通り、カーナビの案内通り運転していたら「自動的に目的地に着いていた」という感覚です。他の人から見たら信じられないくらいの行動と努力をしているのですが、本人はそれを努力と思わずやりきってしまう。

なぜ、そんなことが可能なのか？

それは、「人生の9割はメンタルで決まる」という事実を知っていて、自分の成し遂げたいことを実現するための「手段・方法・知識」を身につけることよりも、成功するにふさわしいメンタルを作ることを最優先にしているからです。

あなたが成し遂げたいことにふさわしいメンタルを作り上げることさえできれば、あとは自動的に現実が変わるのです。

一度でも、その状態になることができれば、「ラク」に人生が思い通りになっている感覚を得ることができます。公式を知っているほうが「ラク」なのです。

2011年10月、私は会社員を辞めて独立起業しました。

とはいえ、最初の10カ月間は無収入の時期がありました。一部上場企業に勤めていた頃に会社が準備してくれた都心のマンションからは退去しなければならず、都心から1時間ほど離れた住宅街の駅の線路沿いにある2階建ての小さな木造アパートに引っ越すことを余儀なくされました。

1Kで約5畳のアパートは、電車が通るたびに揺れるような部屋。そんな環境で10

カ月以上も無収入だったこともあって、周囲からは「当時は大変でしたか？　不安だったりしなかったんですか？」と聞かれることがあります。

しかし、不安は一切ありませんでした。なぜなら、この本でお伝えした「神メンタル」を作るための原型となる方法を自分自身に実践していたからです。

そのため、狭い部屋の壁のいたるところに、自分が今どこを目指しているのか、自分が成功した時のイメージの「画像」などを、ところ狭しと貼っていたので、部屋に来た人がいたら「星は頭がおかしい奴だ」と思われていたかもしれません。

起業当初から私を知る友人は、「星は信じられないくらい努力をしていた」と言ってくれますが、私からすればまったくそんな気はなく、自動的に行動を起こしていたという感覚でした。ここで確実にいえるのは、「手段・方法・知識」よりも、人生を思い通りにする「神メンタル」を作るために心を鍛えることを優先していたということです。

その結果、私は理想としていた「好きな時に、好きな場所で、好きなシゴトをする」ことができるようになりました。海の見える自宅の書斎にいても、海外の離島にいても、大切な両親がいる実家に帰っていても、場所と時間に関係なく自由に生きていける人生を手に入れることができました。

あなたが実現したいことは何でしょうか?
あなたはどんな生活、人生を送ることができたら幸せですか?

大切なことはたくさんお金を稼ぐことではありません。
大切なことはたくさん贅沢をすることでもありません。
大切なのは「あなた自身が幸せだと感じる」毎日を過ごすことです。

そのためには「神メンタル」を作ることが最優先です。それは私自身の過去を振り返ってもそうですし、これまでアドバイスをしてきたクライアントの方々を見ても明らかです。

ここまで読み進めてきてくれたあなたにとっても、この本があなたの毎日が変わり始めるスタートになってくれたら嬉しいと思っています。

人生に〝偶然〟はありません。

ここまで読み進めてきたのは「あなた自身の意志」であり、もうすでにあなたの人生は変わり始めています。そんなきっかけをつかみ始めている「あなたの変化」を終わらせないためのプレゼントを、最後に準備しました。

この本を読み終えて、また「いつもの」日常に戻ると、結局は同じことの繰り返し。さらには、自分の目標も忘れてしまうでしょう。そんな時に必要なのは、「忘れないこと」です。そのために、私は今回ここまで読んでくれたあなたのために、ＬＩＮＥ＠を新たに立ち上げました。

こちらにあるＱＲコードより、ご登録いただければ、１週間に１度「神メンタル」を作るために必要な言葉を無料でお届けします。気になる人はお早めに。

または、スマホでＬＩＮＥを開いていただき「@wataruhoshiroom」をＩＤ検索して申請ください（＠をお忘れなく）。

どうかここまで読み進めた時間を無駄にしないでほしい。必要なのは「きっかけ」と「行動」。本書を通してあなたの人生が思い通りになることを応援しています。

最後になりましたが、本書を出版するにあたり、編集を担当していただいた伊藤直樹さんをはじめとするＫＡＤＯＫＡＷＡの皆様、編集協力していただいた中西謡さん、ありがとうございました。

また、今回このように書籍という形で世の中に自分の意志を発信することができたのは、これまでご相談に来ていただいたクライアントの皆さんの支えがあったおかげです。

皆さんが教えを実践して成果を出してくれたからこそ、その教えを書籍化することができました。皆さんには心から感謝しております。本当にありがとうございました。

そして、最後まで読んでくれたあなたへ。

もしかしたら、仕事がうまくいっていない、人間関係で挫折している、この世界に生きる価値を見失っている、不幸に襲われて不安の渦に飲み込まれそうだ、暗闇の中で一人ひざを抱えている……そこまでひどくはないが、それらに近しい状況にいるかもしれない。でも心配しなくていい。どんなことだってすべてうまくいく。それに、誰もが自分の運命を決める権利を持っている。

「今日から、自分の人生の時間はすべて、自分の好きなことだけに費やす」

そう決めてしまえばいい。あなたの時間は限られている。誰かの人生を生きて、無駄に過ごしてはいけない。あなたの心の声を遮る周囲の雑音にとらわれてもいけない。あなたが幸せになる権利は誰にも奪えやしないのだから。

それらに気づき、「神メンタル」を手に入れ、好きな時に、好きな場所で、好きなシゴトをして、思い通りに生きているあなたに、いつか直接お会いできるときがくるのを楽しみにしています。

2018年6月

星　渉

参考文献一覧

『実践 脳を活かす幸福学 無意識の力を伸ばす8つの講義』（前野隆司 講談社）
『すべてを手に入れる 残り97%の脳の使い方』（苫米地英人 フォレスト出版）
『脳の強化書』（加藤俊徳 あさ出版）
『脳の強化書2』（加藤俊徳 あさ出版）
『経済は感情で動く はじめての行動経済学』
（マッテオ・モッテルリーニ 訳・泉典子 紀伊國屋書店）
『彼氏にフラれ仕事もクビ。人生詰んだので「成功の経済学」で運命変えることにした』
（柊りおん 主婦の友インフォス）
『自動的に夢がかなっていく ブレイン・プログラミング』
（アラン・ピーズ&バーバラ・ピーズ 訳・市中芳江 サンマーク出版）
『人生を変える！ 伝説のコーチの言葉と5つの法則 アファメーション』
（ルー・タイス 監修・苫米地英人 訳・田口未和 フォレスト出版）
『のうだま やる気の秘密』（上大岡トメ&池谷裕二 幻冬舎）
レファレンス協同データベース
http://crd.ndl.go.jp/reference/modules/d3ndlcrdentry/index.php?page=ref_view&id=1000181979
ベネッセ教育総合研究所
http://berd.benesse.jp/berd/center/open/berd/backnumber/2008_13/fea_ikegaya_01.html

星 渉（ほし わたる）
株式会社Rising Star代表取締役。1983年仙台市生まれ。大手企業で働いていたが、東日本大震災に岩手県で被災。生死を問われる経験を経て「もう自分の人生の時間はすべて好きなことに費やす」と決め、2011年に独立起業し、心理療法やNLP、認知心理学、脳科学を学び始める。それが原点となり、個人の起業家を対象に「心を科学的に鍛える」を中心に置いた独自のビジネス手法を構築。「好きな時に、好きな場所で、好きなシゴトをする個人を創る」をコンセプトに活動し、わずか5年間で講演会、勉強会には7200人以上が参加し、手がけたビジネスプロデュース事例、育成した起業家は623人にものぼる。ゼロの状態から起業する経営者の月収を6カ月以内に最低100万円以上にする成功確率は、日本ナンバーワンの91.3%を誇り、その再現性の高い、起業家のためのビジネスコンサルティング手法が各方面で話題となる。コンサルティングの申し込みは倍率92.1倍を記録。日本で数千人規模の講演会を実施し、シドニー、メルボルン、ニューヨークなどの海外でも大規模なイベントを行い、グローバルに「好きな時に、好きな場所で、好きなシゴトをする個人を創る」ための活動をしている。

神《かみ》メンタル　「心《こころ》が強《つよ》い人《ひと》」の人生《じんせい》は思《おも》い通《どお》り

2018年7月6日　初版発行
2025年7月5日　38版発行

著者／星《ほし》 渉《わたる》

発行者／山下 直久

発行／株式会社KADOKAWA
〒102-8177　東京都千代田区富士見2-13-3
電話 0570-002-301(ナビダイヤル)

印刷所／TOPPANクロレ株式会社

ISBN 978-4-04-602375-9　C0030